De Catherine Dupin, aux éditions Leduc.s
Les huiles essentielles, c'est malin, avec Danièle Festy, 2012.
Élever des poules, c'est malin, 2012.
Bien penser sa cuisine, c'est malin, 2012.
Le grand livre de l'équilibre acido-basique, avec Anne Dufour, 2011.
Mes petites recettes magiques détox, avec Anne Dufour, 2011.
Mes petites recettes magiques aux huiles essentielles, avec Danièle Festy, 2011.

De Danièle Festy, aux éditions Leduc.s
Les huiles essentielles, c'est malin, avec Catherine Dupin, 2012.
Je ne sais pas utiliser les huiles essentielles, 2012.
Ménopause et huiles essentielles, 2012.
Mes secrets de pharmacienne, 2011.
Se soigner avec les huiles essentielles pendant la grossesse, 2011.
Mes petites recettes magiques aux huiles essentielles, avec Catherine Dupin, 2011.
Mes petites recettes magiques aux probiotiques et aux prébiotiques, 2010.
Mes meilleures tisanes aromatiques, 2010.
Tout vient du ventre (ou presque), 2010.
Nous avons tous besoin de probiotiques et de prébiotiques, 2009.
Les huiles essentielles, ça marche !, 2009.
Soigner ses enfants avec les huiles essentielles, 2009.
Mes recettes de cuisine aux huiles essentielles, 2009.
Ma bible des huiles essentielles, 2008.
100 réflexes aromathérapie, 2008.

Retrouvez nos prochaines parutions, les ouvrages du catalogue et les événements à ne pas rater sur notre site Internet. Vous pourrez également lire des extraits de tous nos livres, recevoir notre lettre d'information et acheter directement les livres qui vous intéressent, en papier et en numérique !
À bientôt sur www.editionsleduc.com
Découvrez également toujours plus d'astuces et de bons conseils malins sur : **www.quotidienmalin.com** et sur la page Facebook : « Quotidien Malin ».

Maquette : Nordcompo
Illustrations : Fotolia

© 2012 LEDUC.S Éditions
Deuxième impression (février 2013)
17, rue du Regard
75006 Paris – France
E-mail : info@editionsleduc.com
ISBN : 978-2-84899-543-4
Quotidien malin est une marque des éditions Leduc.s

DANIÈLE FESTY   CATHERINE DUPIN

LA LAVANDE C'EST MALIN

QUOTIDIEN MALIN
ÉDITIONS

Pour bien se comprendre

HE = huile essentielle

HV = huile végétale

HA = hydrolat

c. à café = cuillère à café

c. à soupe = cuillère à soupe

Mise en garde

Les conseils santé proposés dans ce livre ne dispensent pas d'un diagnostic et d'un avis médical.

Sommaire

Introduction..7

La lavande dans tous ses états................9

La lavande dans la maison..................33

La lavande top chef !..........................57

En bonne santé grâce à la lavande
(par Danièle Festy)..............................69

Lavande maligne pour beauté fatale
et massages bien-être..........................157

Table des matières..............................189

Introduction

Une légende raconte qu'un jour, la très jolie fée Lavandula aux yeux bleus, née parmi les lavandes sauvages de la montagne de Lure, dans les Alpes-de-Haute-Provence, feuilletait son cahier de paysages afin de trouver un domaine où s'installer. À la page de la Provence, la fée se mit à pleurer en voyant ces terres tristes et incultes, et ses chaudes larmes couleur de lavande vinrent tacher la page ouverte. Désespérée par sa maladresse, elle tira un grand pan de ciel bleu sur la page tachée. C'est depuis ce jour que la lavande pousse, dit-on, en champs mauves ondoyants.

Sèche tes larmes, fée Lavandula, et vois dans ce livre tout le bonheur que tu procures avec ton or bleu provençal! Vois comme la lavande ne fait pas qu'enchanter les vallées proches du mont Ventoux, mais comme elle protège, guérit et favorise le bien-être ! Vois comme elle remplace les parfums trompeurs des dieux de la pétrochimie et apporte aux humains des solutions naturelles pour se protéger des bactéries. Mais aussi pour entretenir leur foyer, mettre du soleil dans leur linge, éloigner les insectes piqueurs. Et même faire « chanter » les cigales dans leur assiette !

Vois tous les trucs malins que la lavande révèle dans ce petit livre. En apportant une solution douce à chaque agression, elle continue de veiller sur les humains et leur planète bleue… lavande.

CHAPITRE 1

La lavande dans tous ses états

Les fleurs fraîches : un petit coin de Sud au balcon !

On la connaît sillonnant la Provence en vagues mauves duveteuses, mais la lavande sait se montrer docile pour l'élevage en pot. Docile ne veut pas dire kamikaze, il lui faut un endroit ensoleillé, où la température ne descend pas en dessous de - 10 °C (amis de la Petite Sibérie, dans le département du Doubs, tournez-vous vers des plantes moins méditerranéennes) et, surtout, sec.

Ensuite, c'est tout simple :

- Par un beau jour de printemps, choisissez chez votre pépiniériste préféré une lavande pas trop grosse (elle s'épanouira sur place) en godet ou container plastique. Prévoyez un pot deux fois plus grand que la motte et impérativement percé dans le fond pour évacuer le trop-plein d'eau, ennemi juré des racines de la lavande.

• Ramollissez la motte en la faisant tremper dans de l'eau, puis démêlez délicatement les racines ; coupez un peu celles qui dépassent trop.

• Versez un tapis de terreau mélangé à du sable à gros grains et à de la terre de bruyère dans le fond du pot, placez la motte au centre, répartissez le terreau autour des racines et tassez bien avec le plat de la main. Comme toujours lors d'une plantation ou d'un rempotage, arrosez copieusement.

• Pour profiter encore de longues années de votre lavande, une petite coupe est salutaire : elle ne multipliera pas les fleurs, mais évitera que la tige de la lavande ne durcisse trop et se dégarnisse. À la fin de la floraison, jouez les «Edward aux mains d'argent» à coups de sécateur : coupez les tiges florales et donnez une forme arrondie au buisson.

• N'arrosez que lorsque la terre est vraiment très très sèche.

Les fleurs séchées : l'été toute l'année

C'est moi qui l'ai fait !

En bouquets, en fuseau, nichées dans de petits sacs ou coussins, les fleurs de lavande séchées vous rappelleront l'été jusqu'à son retour. De temps en temps, on presse vite fait le petit sac (fuseau, coussin) pour le « recharger » en odeur ; on dépoussière les bouquets au sèche-cheveux et on profite à plein de la douce odeur de propre dans le linge et toute la maison… à condition de suivre ces conseils.

- Un beau matin du mois d'août, coupez les tiges coiffées de fleurs et réunissez-les en bouquet (mieux vaut plusieurs petits qu'un gros, pour un séchage optimal).

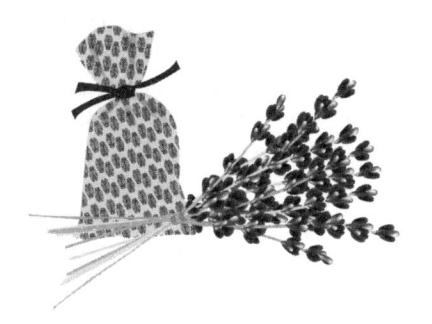

- Une fois liés, placez les bouquets tête en bas de préférence à l'abri de la lumière naturelle et surtout dans un endroit aéré – la lavande déteste l'humidité et entreposée dans un lieu confiné, elle risque de moisir à la vitesse grand V. Rien pour les suspendre? Posez les bouquets bien à plat, mais pas directement au sol; sur un treillis ou une grille, toujours pour laisser circuler l'air et éviter la moisissure.
- Au bout de quelques semaines – le test : les tiges sont très craquantes –, vous pouvez égrener les bouquets par exemple pour confectionner des petits sacs «Sentbon», ou bien les regrouper pour faire une belle brassée de lavandes séchées à disposer dans un vase ou une corbeille.

Travaux pratiques : un petit sac Sentbon express

Vous avez certainement des chutes de tissu, des serviettes à thé dépareillées ou des mouchoirs anciens chinés! Et pourquoi pas une taie d'oreiller du lit de bébé? Réunissez les quatre coins du morceau d'étoffe, glissez les grains de lavande séchée au milieu, puis fermez le tout avec un ruban, du bolduc, du raphia, du tulle... Si vous craignez que le sac Sentbon se vide de son précieux contenu, faites quelques petits points de couture pour le fermer. À glisser sans modération dans le linge en attente de repassage, le linge sale, les draps propres, etc.

> **Déodorant officiel du XVIIIe siècle**
>
> Peu de temps avant la découverte des microbes par Pasteur (1885), l'hygiène, qui se concentrait jusque-là sur la propreté du linge, s'intéresse à celle du dessous. On voit alors apparaître des petits sachets de senteurs, faits de tissu, remplis de poudre de violette, de civette ou de lavande : placés sous les aisselles et sur les hanches, on glisse ces coussinets dans les plis des robes et les revers de pourpoints.

L'huile de fleur de lavande : à masser et à manger

Voici deux recettes faciles à réaliser et qui vous feront du bien et du bon. La star est bien évidemment la lavande, qui dans un cas délassera votre corps et dans l'autre réveillera vos papilles.

Huile de massage

- Remplissez un flacon de 250 ml aux trois quarts avec une huile végétale : olive, tournesol, pépins de raisin… Celle d'amande douce est parfaite, mais peut revenir cher quand on devient accro à ce massage. L'huile de noisette est également formidable, plus fluide que l'huile d'amande douce, mais encore plus chère.

- Ajoutez 2 c. à soupe de fleurs de lavande à l'huile, rebouchez et laissez macérer 3 jours à température ambiante – près d'une source de chaleur, c'est mieux et au soleil, c'est idéal.
- Filtrez à l'aide d'une passoire (un filtre à café ou une feuille d'essuie-tout enroulée en cône), puis reversez votre huile de massage parfumée dans le flacon.
- Si vous n'avez personne sous la main pour vous masser, consolez-vous en versant quelques gouttes de votre huile sur un gant de toilette que vous passerez sur votre corps : votre peau s'en gorge, vous vous délassez…

Huile de table

L'huile aromatisée à la lavande est très parfumée, vous l'utiliserez parcimonieusement (quelques gouttes pour fleurir une salade de tomates, un plat de poisson, une poêlée d'artichauts violets…) : une bouteille d'huile d'olive de 25 cl suffira donc pour cette recette.

- Videz l'huile d'olive dans une casserole.
- Glissez 3 branches de fleurs de lavande fraîches ou séchées dans la bouteille d'huile vide,

au besoin en coupant les tiges, de façon à ce qu'elles ne dépassent pas du goulot.
- Faites chauffer l'huile; dès qu'elle atteint 80 °C (thermomètre de cuisine conseillé), retirez-la du feu et versez-la dans la bouteille, sur les fleurs de lavande. Rebouchez la bouteille.
- Au bout d'une semaine, votre huile aromatisée maison est prête, il ne vous reste plus qu'à la filtrer et à filer en cuisine!

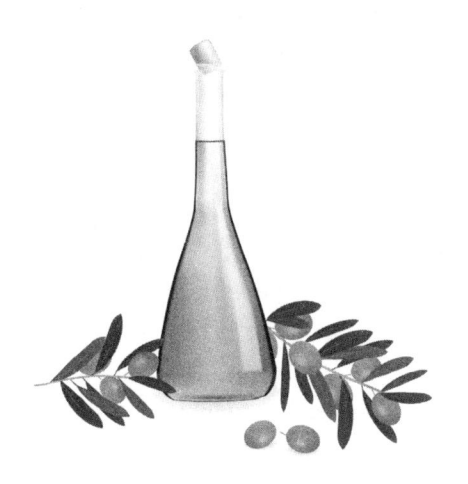

L'huile essentielle de lavande officinale (ou lavande vraie) : polyvalente

La lavande officinale, malgré son nom qui sent la pharmacie, est tout bonnement celle que l'on voit galoper en volutes mauves entre Ventoux et Luberon, Drôme provençale et Haut-Vaucluse, Baronnies et Verdon. Tout à la fois label de la Provence et « or bleu » recherché par les plus grands parfumeurs, elle agite ses longues tiges bleutées de mi-juin à fin août entre 500 et 1 200 m d'altitude. L'huile essentielle (HE) qui en est extraite par distillation est jaune très clair, presque incolore et il faut 100 kg de fleurs de lavande pour obtenir ¾ de litre d'huile essentielle. En aromathérapie, c'est une panacée à elle toute seule, tant elle traite les maux les plus courants et les plus variés, même les plus incommodants. En cosmétique, elle était à l'honneur chez les Romains et reprend aujourd'hui du galon, portée par l'engouement retrouvé pour les produits « nature ». Même succès pour l'entretien de la maison, car elle nous permet de confectionner nos propres détergents, l'adoucissant pour le linge ainsi que mille et une trouvailles qui vous attendent dans les pages suivantes. En cuisine, elle vient caresser nos papilles avec sa fragrance à la fois douce et acidulée.

Sa carte d'identité

Noms français : lavande vraie, lavande officinale, lavande fine.
Noms latins : *Lavandula angustifolia*, *Lavandula officinalis*, *Lavandula vera*.
Famille : Lamiacées.
Partie de la plante distillée : sommités fleuries.
Caractères organoleptiques : liquide limpide, jaune pâle. Odeur suave et herbacée parfois un peu âcre (Bulgarie).
Principaux constituants biochimiques : linalyle (acétate) (45 %), linalol (35 %), terpènes (5 %), coumarine (0,2 %).

Ses spécialités santé et beauté

- Calmante, sédative, antispasmodique, décontractante nerveuse (insomnie, nervosité, migraine, vertiges…).
- Anti-inflammatoire, antalgique.
- Anti-infectieuse et cicatrisante cutanée (plaie, ulcère, brûlure, irritation, dermatose infectieuse ou allergique… elle détruit même le staphylocoque doré).

- Décontractante musculaire (crampe, contracture…).
- Hypotensive et régulatrice cardiaque (palpitations, hypertension, troubles du rythme…).
- Anticoagulante légère, fluidifiante (œdème, phlébite, artérite…).
- Elle facilite la digestion en augmentant la sécrétion gastrique (estomac).
- Elle améliore la motricité intestinale (progression des aliments dans le tube digestif).
- Elle stimule l'élimination par les urines (diurétique).
- Elle est sudorifique.
- Elle apaise la peau irritée, le cuir chevelu qui démange.

Ses spécialités entretien de la maison

- Elle distille son parfum dans le linge, les armoires, les chaussures et toutes les pièces de la maison.
- Comme toutes les huiles essentielles, elle n'est pas grasse et ne tache pas. Essayez, si vous n'y croyez pas : versez quelques gouttes d'huile essentielle sur un tissu ou un papier, le lendemain, zéro trace.

Ses spécialités en cuisine

- Égaye à merveille des salades de fruits jaunes (pêches, abricots, figues…).
- Parfume délicatement les viandes blanches comme le porc.
- Apporte une touche d'originalité aux desserts (crèmes desserts, sorbets…).
- Se marie volontiers avec de nombreux fruits dans les confitures.
- Tentez la réalisation de sorbets ou chantilly surprenants !

Ses modes d'utilisation

Voie orale

La voie orale peut être choisie pour la plupart des troubles nerveux. Mais généralement l'appliquer sur la peau et la respirer suffisent.

Voie cutanée

C'est la voie d'administration royale pour la lavande. On dirait que cette huile essentielle a été conçue pour ça ! Très sûre d'emploi, elle peut s'appliquer pure sur la peau, même directement sur une plaie ou une brûlure.

Les allergies sont très rares et imputables le plus souvent à une huile essentielle de mauvaise qualité, rectifiée, coupée, falsifiée, pire : synthétisée !

Voie respiratoire

Elle est vivement recommandée car très efficace pour assainir l'atmosphère, en cas de pathologie respiratoire, et pour soulager des troubles nerveux, calme les angoisses ou induit le sommeil par exemple.

L'hydrolat de lavande vraie : une eau florale essentielle

Bien moins concentré que l'huile essentielle, l'hydrolat reste très actif en matière de santé et de bien-être. Tour à tour bain de bouche, eau de toilette apaisante et purifiante, produit domestique parfumant, il fait aussi son top chef dans les desserts.

L'hydrolat de lavande, appelé aussi « eau florale de lavande », ou « eau de lavande », est recueilli en même temps que l'huile essentielle de lavande, par distillation à la vapeur d'eau. Le processus (que certains qualifient d'art) demande patience et douceur et passe par un appareil bien connu sous le nom d'alambic. C'est à la sortie de cet alambic que se trouve un essencier qui permet d'obtenir deux produits : l'huile essentielle, concentrée à la surface, et en dessous l'hydrolat, qui correspond à l'eau de distillation.

Sa carte d'identité

L'hydrolat de lavande vraie, dit aussi « eau florale », possède les mêmes principes constituants biochimiques, la même identité que l'huile essentielle de lavande vraie. Pour en connaître les détails, reportez-vous à sa carte d'identité (p. 17).

Ses spécialités santé et beauté

- Nausées de la femme enceinte.
- Hypotenseur : il abaisse la tension artérielle.
- Rafraîchissant et purifiant, il élimine la mauvaise haleine et limite l'apparition d'aphtes.
- Astringent, c'est un excellent tonique pour toutes les peaux.
- Purifiant, il nettoie et aseptise la peau et les cheveux.

- Apaisant, il calme les rougeurs, les coups de soleil, les démangeaisons et les irritations.

Ses spécialités entretien de la maison

- Doué pour assainir la maison et les animaux domestiques, il repousse tiques, moustiques et puces.
- Parfume agréablement le linge.

Ses spécialités en cuisine

- Il apporte son parfum délicatement fleuri aux salades de fruits.
- En un geste, il aromatise les boissons, de la limonade glacée aux infusions.

Ses modes d'utilisation

Voie orale

Par voie orale, l'hydrolat de lavande vraie s'occupe des tensions nerveuses (stress, colère, agitation…) et abaisse la tension. Les bains de bouche sont très efficaces pour soigner les muqueuses agressées (aphtes, brûlures, lésions…).

Voie cutanée

C'est la voie d'administration royale pour la lavande. L'hydrolat purifie, tonifie et calme à la fois les peaux les plus sensibles.

Lavande aspic, lavandin… : les cousines de la lavande vraie n'ont pas sa polyvalence, mais elles excellent dans des missions pointues.

L'huile essentielle de lavande aspic : antipiques et antibrûlures

La lavande aspic tient son nom de la vipère aspic qui, comme elle, est friande de garrigues écrasées de soleil et parce qu'elle apaise toute brûlure ou morsure de serpent. Elle pousse à l'état sauvage dans le sud de la France, mais est bien plus répandue encore en Espagne, au Portugal et en Afrique du Nord. Un peu plus haute sur pattes que sa consœur officinale, elle est moins montagnarde : on ne la croise guère au-delà de 80 m d'altitude. Elle fleurit jusqu'à fin août (récolte la plus tardive de toutes les lavandes). Son odeur fortement camphrée est moins fine que celle de la lavande vraie : la raison pour laquelle les parfumeurs la boudent et que les spécialistes en aromathérapie l'adulent. Elle sent certes moins bon, mais soigne mieux que les autres lavandes les agressions de la peau à traiter d'urgence.

Sa carte d'identité

Nom français : lavande aspic.
Noms latins : *Lavandula latifolia spica, Lavandula latifolia cineolifera.*
Famille : Lamiacées.
Partie de la plante distillée : sommités fleuries.
Caractères organoleptiques : liquide limpide, incolore à jaune pâle. Odeur goménolée, mentholée et camphrée.
Principaux constituants biochimiques : 1-8 cinéole (35%), alcools (30%), camphre (taux variable).

Cocorico !

L'huile essentielle de lavande aspic française est incontestablement de bien meilleure qualité que celles d'Espagne, du Portugal ou du Maroc car elle ne contient que 10% au maximum de camphre (un principe actif potentiellement toxique) contre jusqu'à 50% pour les autres.

Ses spécialités santé et beauté

- Brûlures, même sévères.
- Morsures d'animaux venimeux (serpents).
- Piqûres d'animaux (guêpes, méduses, scorpions).
- Elle stimule l'immunité.
- Excellente fongicide (antichampignon), elle s'attaque au *Candida albicans*. Pensez-y si vous souffrez de mycose, qu'elle soit dermatologique, gynécologique ou digestive.
- Elle redonne du tonus lorsqu'on se sent dépressif, déprimé ou simplement fatigué nerveusement.
- C'est un cicatrisant cutané exceptionnel.
- Elle est moins antibactérienne que sa cousine *Angustifolia* (la lavande vraie), mais reste appréciable dans ce domaine.

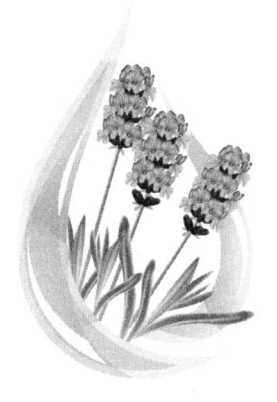

Ses spécialités entretien de la maison

- Elle combat les bactéries, les virus et les mites.
- Sa bonne odeur de propre assainit l'air ambiant.

Ses modes d'utilisation

Voie orale

Ce mode d'utilisation peut être recommandé pour les infections bactériennes ou virales, digestives ou buccales. Comptez 2 gouttes pures sous la langue, ou diluées dans du miel ou de l'huile d'olive, 3 fois par jour pendant 5 à 6 jours.

Voie cutanée

C'est la voie d'administration royale pour traiter en urgence toute brûlure domestique ou solaire, toute piqûre d'insecte ou morsure animale. Appliquez 1 à 3 gouttes pures sur la peau, 3 à 6 fois à 15 minutes d'intervalle et le plus rapidement possible.

De même, 2 à 3 applications quotidiennes peuvent soulager une douleur rhumatismale ou une névralgie.

L'huile essentielle de lavandin (ou lavandin super) : amie des muscles relax, ennemie n° 1 des poux

Né il y a une petite centaine d'années du croisement de la lavande vraie et de la lavande aspic, le lavandin ne se trouve jamais à l'état sauvage, il ne se reproduit que par bouture. Il est plus volumineux que ses « mères » et s'épanouit aussi bien en plaine qu'à 900 m d'altitude. C'est la lavande la plus productive en huile essentielle et la moins chère à cultiver, ce qui explique son omniprésence dans les savons, les détergents et autres parfums industriels. Il n'y a pas si longtemps, l'huile essentielle de lavandin était utilisée dans les hôpitaux et cliniques vétérinaires pour ses propriétés aseptisantes. Mais elle n'intéresse pas les parfumeurs qui ne voient en elle qu'une pâle copie de la lavande vraie avec un parfum deux fois moins fin.

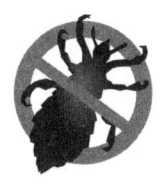

Sa carte d'identité

Noms français : lavandin super.
Noms latins : *Lavandula burnatii super*.
Famille : Lamiacées.
Partie de la plante distillée : sommités fleuries.
Caractères organoleptiques : liquide limpide jaune clair. Odeur légèrement camphrée.
Principaux constituants biochimiques : linalyl (acétate) (40 %), linalol (30 %), camphre (5 %), coumarine (très peu).

Ses spécialités santé et beauté

- Elle est la plus radicale des huiles essentielles de lavande pour combattre les poux.
- Elle favorise un sommeil naturel et réparateur, évite les réveils nocturnes et lève les angoisses. Elle permet de mieux gérer un excès de stress.
- Elle est plus efficace que la lavande vraie contre les contractures et les crampes musculaires.
- Elle est cicatrisante, antiseptique cutanée et calme les démangeaisons. Elle peut remplacer toute autre huile essentielle plus spécialisée dans les affections cutanées que vous n'auriez pas sous la main.
- C'est un bon antidouleur (mal de tête, migraines).

Ses spécialités entretien de la maison

- En diffuseur ou brûle-parfum elle assainit l'air ambiant.
- Elle détruit les germes.
- Elle parfume le linge et chasse les mites.
- Elle repousse les puces et tiques.

Ses modes d'utilisation

Voie cutanée

Appliquée sur la peau, l'huile essentielle de lavandin fait des merveilles pour désinfecter la zone atteinte et, tout comme l'huile essentielle de lavande vraie, accélère la cicatrisation. C'est pourquoi elle entre dans la composition de nombreux produits cosmétiques. C'est également l'huile essentielle la mieux armée pour décourager les poux : 2 gouttes pures appliquées sur la nuque, 2 derrière les oreilles et hop ! à l'école. Elle est aussi mise à contribution avec succès pour masser un membre contracturé.

Voie respiratoire

Diffusée dans l'air ambiant (15 gouttes dans le diffuseur), l'huile essentielle de lavandin assainit l'atmosphère et aide à retrouver la sérénité.

Conseils pour bien acheter son huile essentielle de lavande

Vous voulez le meilleur pour votre santé, votre beauté et votre assiette, c'est bien naturel. Si votre budget vous le permet, optez pour une huile essentielle bio : pour quelques euros de plus vous bénéficiez au mieux des bienfaits et mettez toutes les chances de votre côté pour éviter d'être dupe d'une huile frelatée. En revanche, pour tous les usages malins concernant l'entretien de la maison, une huile essentielle non bio est amplement suffisante, si vous suivez ces conseils d'achat…

• En pharmacie, dans une boutique de produits naturels, au rayon santé des parapharmacies, c'est dans ces endroits qu'il faut l'acheter, et non à l'étal d'un marché.

• Le flacon doit être en verre teinté (souvent de couleur brune) pour protéger l'huile essentielle des rayons UV et équipé d'un bouchon compte-gouttes.

• L'étiquette doit comporter au minimum les coordonnées du laboratoire fournisseur, le nom de la plante en français, l'espèce botanique en latin (par exemple : *Lavandula officinalis* pour l'huile essentielle de lavande officinale) et le numéro du lot, les mentions HEBBD* ou HECT**, la partie de la plante d'où a été extraite l'essence (ici, la fleur), le nom de la molécule la plus représentative de cette variété ou chémotype (par exemple : 1-8 cinéole), la date de péremption.

• Si vous optez pour une huile essentielle bio, vérifiez que le label Agriculture Biologique figure bien sur l'emballage.

---

* HEBBD = huile essentielle biologiquement et botaniquement définie.

** HECT = huile essentielle chémotypée.

CHAPITRE 2

La lavande dans la maison

Son pouvoir antibactérien veille sur les poubelles, les sanitaires, le linge, la vaisselle… L'air ambiant est balayé des pollutions, les armoires sont débarrassées des mites… Et partout elle imprègne son odeur de Sud, celle des draps qui claquent au soleil dans le mistral. Découvrez les multiples ressources de cette fée du logis pour entretenir la maison au naturel.

Adoucissant linge bio et beau

Convoquez le soleil et les grillons dans votre linge ! Avec du vinaigre pour chasser la grisaille du calcaire prisonnier des fibres et de la lavande pour assainir et déposer une bonne odeur de propre, c'est gagné !

Dans une bouteille (ou un flacon, bidon…) avec bouchon, versez 1 litre de vinaigre blanc. Ajoutez 30 gouttes d'HE de lavande, bouchez la bouteille et mélangez sans secouer vraiment. Au moment de lancer une machine, agitez légèrement la bouteille et versez ½ verre à moutarde de votre mélange dans le compartiment réservé au produit adoucissant.

Araignées chassées

Oui, ces prédatrices jouent un rôle majeur dans la régulation des populations d'insectes et, au passage, nous débarrassent des moustiques. Mais si on peut éviter de se trouver nez à nez avec l'une d'entre elles, ce n'est pas de refus. Justement, l'huile essentielle de lavande est réputée éloigner les araignées, qui ont horreur de son odeur : placez des boules de coton imprégnées de quelques gouttes d'HE de lavande dans les coins stratégiques (poutres, salle de bains, etc.), ou bien confectionnez un spray qui les repoussera et en même temps assainira et parfumera agréablement l'atmosphère. Dans un flacon spray de 30 cl, versez 1 c. à café d'HE de lavande et remplissez le flacon d'alcool à 70° (en pharmacie). Mélangez, c'est prêt.

Aspirateur fraîcheur

On a beau changer le sac, l'odeur confinée de la poussière a la peau dure. Imbibez une boule de coton avec 10 gouttes d'HE de lavande, posez-la sur le sol et aspirez-la : la douce fragrance vous accompagne tout au long de votre séance de ménage et le pouvoir assainissant de l'huile essentielle fait son œuvre. Si vous avez la chance de posséder des fleurs fraîches ou séchées, même technique : aspirez une belle poignée de fleurs.

Désodorisant chaussures

Les matériaux modernes sont un régal de confort, mais aussi un palace pour les bactéries. Et qui dit bactéries, dit mauvaises odeurs… Imbibez 1 c. à soupe de bicarbonate de 5 gouttes d'HE de lavande puis versez le tout dans une chaussette.

Placez cette chaussette à l'intérieur d'une de vos chaussures. Répétez l'opération pour la deuxième chaussure. Une nuit de ce traitement devrait leur donner un bon coup de frais, mais il n'y a pas de danger à laisser ces chaussettes désodorisantes en permanence. Les propriétés antibactériennes de la lavande alliées aux pouvoirs antimycosiques (chasseurs de champignons microscopiques) du bicarbonate vous assureront des pieds secs et parfumés. De temps en temps, ajoutez quelques gouttes d'huile essentielle pour « recharger » la poudre.

Désodorisant WC

Arrêtez de vous asphyxier à coups de phtalates et d'aldéhydes, ces composés chimiques soupçonnés des pires méfaits et passez au désodorisant écono-écolo ! Si vous avez l'occasion de vous balader dans la nature, cherchez des pierres poreuses (le test : versez une goutte d'eau dessus, si elle est absorbée, vous êtes bien en présence d'une pierre poreuse, si l'eau coule sur la surface, mauvaise pioche). Rincez-les, puis versez 2 gouttes d'HE de lavande sur chaque pierre.

Placez-les dans une soucoupe et pensez à les recharger en odeur une fois tous les 10 jours avec quelques gouttes d'huile essentielle. Pour les citadins, il existe des galets poreux prévus à cet usage, sur lesquels il suffit d'ajouter l'huile essentielle. Deux problèmes, une solution : l'atmosphère de vos toilettes est assainie et naturellement parfumée.

Dites-le avec des coussins de fleurs

Dénichez une taie d'oreiller de bébé, de poupée ou d'ogre, selon la taille que vous envisagez de donner à votre coussin. Faites sécher la lavande comme expliqué p. 11, « Les fleurs séchées », puis remplissez la taie avec les fleurs : ne soyez pas chiche, mais n'en mettez pas trop pour laisser de la place au lien qui va le fermer. Si le coussin est prévu pour embaumer le linge d'un tiroir, nouez un simple brin de raphia, ou un élastique à une extrémité de la taie ; si vous envisagez de le suspendre dans une armoire, faites un beau nœud avec un ruban ou un morceau de bolduc puis accrochez le tout à la tête d'un cintre suspendu.

Idée cadeau craquante : subtilisez un joli chausson ou une chaussette à votre bébé et en suivant le mode d'emploi ci-dessus confectionnez un chausson de lavande. À glisser sous le sapin de mamie…

Eau de repassage

Une vieille armoire qui grince et s'ouvre sur une pile de draps bien rangés fleurant bon la lavande… vous vous souvenez ? Ajoutez 3 petites gouttes d'HE de lavande dans l'eau de votre fer à repasser, il n'en faudra pas plus pour raviver ces souvenirs de votre enfance. Aucun risque de tacher le linge, contrairement à ce que l'on pourrait croire les huiles essentielles ne sont pas grasses. Évitez quand même de repasser chemises et chemisiers : votre parfum actuel risque de ne pas s'accorder avec les fragrances de la lavande.

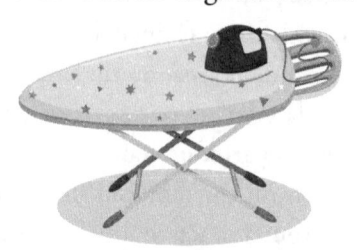

Encaustique à la lavande

Bienvenue dans l'atelier du petit chimiste, vous allez réaliser une cire qui nourrit le bois, le protège des bestioles xylophages, l'assainit et le fait briller. En outre, vous profiterez de l'odeur de lavande mêlée à celle de la cire d'abeille, douce comme un souvenir d'enfance.

Ingrédients : 1 c. à soupe de savon mou, 1 pain (250 g) de cire d'abeille blanche, 25 cl d'essence de térébenthine, 6 gouttes d'HE de lavande, 1 bocal à confiture.

- Dans une casserole, portez à ébullition 125 ml d'eau et le savon mou. Dès les premiers bouillons, retirez du feu et remuez énergiquement avec un fouet de cuisine.
- Parallèlement, faites fondre le pain de cire d'abeille blanche au bain-marie. Quand elle a fondu, ajoutez hors du feu l'essence de térébenthine, fouettez bien.
- N'attendez pas que les deux préparations soient froides : versez le savon sur la cire tout en fouettant énergiquement. Quand le mélange est bien homogène, ajoutez l'HE de lavande et fouettez une ultime fois.
- Versez cette crème dans votre bocal et fermez-le. Attendez que la cire soit bien figée

pour l'appliquer en couche fine sur votre mobilier. Dernier ingrédient : un peu d'huile de coude pour faire briller avec un chiffon doux.

Fourmis déroutées

Pour vous débarrasser de ces envahisseuses à la loyale, c'est-à-dire les envoyer chez le voisin plutôt que de les exterminer à la chimie, procurez-vous un flacon spray d'une contenance de 25 cl. Remplissez-le d'alcool à 40°, ajoutez-y 10 gouttes d'HE de lavande et agitez consciencieusement. Plusieurs fois par jour et pendant plusieurs jours, pulvérisez votre mélange sur le trajet emprunté par les fourmis.

Fuseau de lavande : en faire un facilement

Vous connaissez ces petits fuseaux enrubannés qu'on rapporte de Provence pour embaumer la maison ? Leur confection n'est pas si compliquée, mais l'expliquer sans images ni schéma est le plus court chemin pour la migraine… C'est pourquoi nous vous livrons un mode d'emploi très simplifié, moins enrubanné, mais tout aussi odorant.

Rassemblez 50 épis de lavande fraîche (sinon, elle se brise) à longues tiges et faites-en un bouquet bien serré. Juste en dessous des fleurs, liez les tiges avec de la ficelle de cuisine. Retournez le bouquet, fleurs tête en bas, puis rabattez une à une les tiges vers le bas. Coupez les tiges pour les égaliser, puis attachez-les avec un ruban juste en dessous des fleurs. Les fleurs sont comme dans une cage. Laissez votre fuseau sécher pendant une semaine de façon à ce qu'il prenne bien sa forme, puis coupez la ficelle de cuisine qui servait à lier le bouquet et ôtez-la. Dès le mois d'août, placez-en dans vos armoires, les mites s'apprêtent à y pondre et n'apprécient pas du tout cette odeur forte de lavande.

Lessive linge : un bidon fait maison

Une lessive 100 % naturelle qui donne du moelleux au linge, l'imprègne de sa bonne odeur de propre, sans risque d'allergie et bon marché, c'est possible ! Râpez 150 g de savon de Marseille (ou achetez-le en paillettes). Dans un bidon de lessive récupéré, versez le savon, 2 litres d'eau bien chaude et 1 c. à soupe de bicarbonate de soude. Secouez énergiquement. Ajoutez 1 c. à café d'HE de lavande, mélangez à nouveau. Avant chaque utilisation, agitez bien le bidon puis versez l'équivalent d'un verre à moutarde dans le compartiment lessive du lave-linge. Efficacité approuvée, même à 30 °C !

Lingettes sèche-linge à la volée

Au moment de faire tourner votre sèche-linge, hop ! sélectionnez un torchon, une serviette de table ou une chaussette. Appliquez-lui 10 gouttes d'HE de lavande, baptisez-le *Lingette parfumée* et faites-le tourner avec le reste du linge. Il va distiller son parfum dans tous les vêtements, sans les abîmer.

Rappel : les HE ne sont pas grasses (comme leur nom ne l'indique pas), elles ne vont pas tacher votre linge !

Liquide-vaisselle brillantissime

Voici une recette de grand-mère qui remplacera avantageusement votre liquide-vaisselle bourré d'agents tensioactifs de synthèse. Vous avez même probablement ce qu'il faut sous la main pour la réaliser. Taillez 3 citrons en 4 larges rondelles, débarrassez-les de leurs pépins et mettez-les dans le mixeur. Ajoutez-y 50 g de sel fin, 10 cl d'eau et mixez. Une fois le mélange homogène, versez-le dans une casserole, ajoutez 150 g de sel fin, 30 cl d'eau et 10 cl de vinaigre blanc, puis portez à ébullition. Baissez un peu le feu et laissez « cuire » 10 minutes en mélangeant de temps en temps. Laissez refroidir, puis versez 20 gouttes d'HE de lavande dans la préparation et mélangez bien. Dans une bouteille ou un flacon récupéré, versez la préparation. Comptez l'équivalent de 2 c. à soupe de produit par plonge. Ça ne mousse pas ? Non, mais ça dégraisse et vos verres n'auront jamais été aussi brillants !

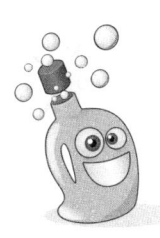

Lit, oreillers d'ici et d'ailleurs

En déplacement, à l'hôtel, chez des amis ou de la famille, on est loin de ses repères, ceux qui favorisent un endormissement paisible. Un petit geste suffit pour calmer cette anxiété : versez 5 gouttes d'HE de lavande sur un mouchoir ou un essuie-tout et placez-le sous votre oreiller ou sur la table de nuit. À la maison, vous pouvez verser 5 gouttes directement sur l'oreiller et 10 gouttes réparties entre le drap-housse et la couette.

Matelas défendu

Un lit douillet uniquement pour vous et pas pour les acariens ? Faites un geste pour votre matelas avec ce produit maison : mélangez le jus d'un citron avec 1 c. à soupe d'HE de lavande et 75 cl d'eau. Versez le tout dans un flacon spray et chaque mois, vaporisez largement le matelas puis laissez à l'air libre toute la journée.

Meubles en bois protégé

Vous protégerez vos meubles des attaques des insectes en passant régulièrement un tissu imbibé d'HE de lavande, fortement insecticide.

Micro-ondes de la garrigue

Si votre café s'imprègne d'une odeur de brûlé (ou de cassoulet !) quand vous le réchauffez au micro-ondes, versez 3 gouttes d'HE de lavande dans un bol rempli d'eau. Faites tourner le four 2 ou 3 minutes, cela suffira à faire disparaître les fumets de vos précédents plats cuisinés.

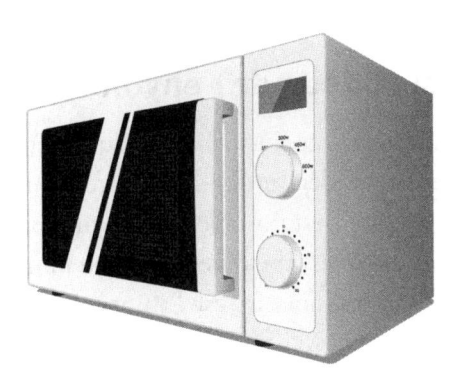

Mites : les tenir à distance

Hors de question de les laisser dévorer vos pulls chéris, SOS lavande part en chasse, épaulée par du cèdre, réputé pour éradiquer les mites. L'idéal, pour conserver votre antimite maison, serait un flacon de 10 ml en verre teinté, capable de protéger les huiles essentielles de la lumière. Dans ce flacon, versez de l'HE de lavande et de l'HE de cèdre à parts égales, secouez. Sur une pierre poreuse, des copeaux de bois, ou même un tissu, versez une vingtaine de gouttes du mélange et entreposez le tout dans votre armoire. Une fois toutes les trois semaines environ, remettez quelques gouttes d'antimite sur le support.

Moisi (odeur de) envolé

La maison est restée inoccupée quelques semaines seulement, et déjà une odeur de renfermé pas très glamour s'est installée. Dans un premier temps, ouvrez les fenêtres en grand au minimum 1 heure, si possible : c'est l'absence d'aération qui profite aux champignons microscopiques responsables de l'odeur de moisi ; en assurant une « ventilation » régulière, vous régleriez le problème. Ça ne suffit pas ? Sortons l'artillerie lourde : dans un récipient, mélangez 100 g de camphre, le contenu d'un flacon d'alcool à 90°, ainsi que 10 gouttes d'HE de lavande. Trempez un chiffon dans la préparation, puis suspendez-le (à une poutre, punaisé à un chambranle de porte, etc.) dans la pièce incriminée. Ce système malin et très efficace n'a qu'un défaut : vous devez absolument laisser les fenêtres ouvertes pendant l'opération, le temps que le chiffon sèche naturellement.

Mouches : chacun chez soi

Avec cette astuce, on ne vise pas l'extermination mais la paix ! Oui, qu'elles nous laissent en paix, ces mouches bourdonnantes toujours prêtes à pondre sur un morceau de pain oublié ! Dans un flacon pulvérisateur, versez 20 cl d'eau, puis ajoutez 10 gouttes d'HE de lavande, agitez pour mélanger. Un pschitt sur l'encadrement des fenêtres, un pschitt sur le pourtour des portes, à renouveler quelques jours de suite, devraient suffire pour éloigner ces indésirables.

Nettoyant et désinfectant multi-usages

Pour concocter un désinfectant bon marché et aussi efficace dans la salle de bains que dans les chambres, versez 50 cl de vinaigre blanc dans un vaporisateur. Ajoutez 10 gouttes d'HE de lavande et 5 gouttes d'HE de citron. Secouez le flacon avant de vaporiser cette préparation, un coup d'éponge, et les méchants germes trépassent!

Parfumer et assainir les pièces à vivre

Chambre d'enfant

Versez dans un diffuseur 10 gouttes d'HE de lavande et 5 gouttes d'HE de mandarine. Diffusez le soir pendant 10 minutes, 1 heure avant le coucher de l'enfant.

Chambre d'adulte

Versez dans un diffuseur 10 gouttes d'HE de lavande et 5 gouttes d'HE de bois de santal. Diffusez 20 minutes le soir dans la chambre à coucher.

Bureau

Versez dans un diffuseur 5 gouttes d'HE de lavande, 5 gouttes d'HE de pamplemousse et 5 gouttes d'HE de menthe. Diffusez 10 minutes le matin et 10 minutes l'après-midi.

Voiture

Versez dans un diffuseur de voiture 5 gouttes d'HE de lavande, 5 gouttes d'HE de gingembre et 5 gouttes d'HE de bergamote. Branchez le diffuseur sur l'allume-cigare et diffusez 10 minutes toutes les 2 heures.

Cabinets médicaux

Versez dans un diffuseur 5 gouttes d'HE de lavande et 10 gouttes d'HE de petit grain. Diffusez dans la salle d'attente 15 minutes le matin et 15 minutes l'après-midi.

Séjour

Versez dans un diffuseur 10 gouttes d'HE de lavande, 5 gouttes d'HE d'orange et 5 gouttes d'HE de santal. Diffusez pendant 20 minutes dans l'après-midi.

Cuisine

Versez dans un diffuseur 10 gouttes d'HE de lavande et 10 gouttes d'HE de citron. Diffusez pendant 20 minutes après la confection des repas.

Plantes anti-insectes

Si vos plantes d'intérieur sont la proie des pucerons et autres petites bêtes indésirables, protégez-les avec un mélange de 25 cl d'eau et 10 gouttes d'HE de lavande sur leurs feuilles. Comme toujours, secouez bien la préparation avant de la vaporiser sur les feuilles autant que sur la terre. N'hésitez pas à renouveler le traitement plusieurs fois par jour, vous enrayerez la prolifération des insectes et pourrez même espérer leur disparition totale.

Pot-pourri : en faire un facilement

Ayez en tête que votre pot-pourri va trôner (et embaumer) plusieurs semaines dans votre *home sweet home* alors achetez un citron bio : ce serait un comble d'empoisonner votre intérieur à coups de phtalates ! Coupez-le en tranches très fines. Installez-les sur la plaque du four avec 1 poignée de fleurs de lavande fraîches puis enfournez pour 1 heure sur thermostat 4-5 (120-150 °C). Laissez refroidir. Dans une jolie coupe (bol, aquarium, plateau, assiette, vase…), disposez les fleurs de lavande, le citron, 1 bâton de cannelle, 2 étoiles d'anis (badiane) et 5 clous de girofle, mélangez doucement.

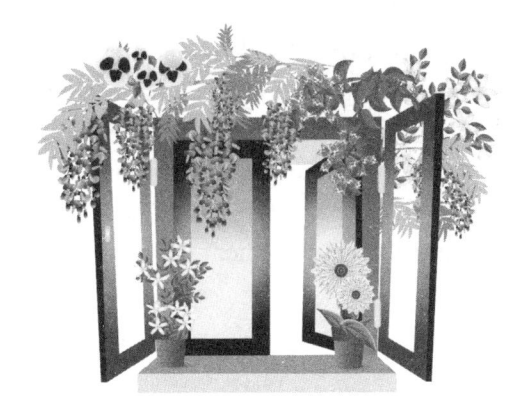

Poubelle la vie

Réflexe lavande, quand vous renouvelez le sac-poubelle : avant de l'installer, versez 4 gouttes d'HE de lavande sur une boule de coton ou une feuille d'essuie-tout chiffonnée et jetez-la au fond. Deux problèmes, une solution : la lavande combat les bactéries et bataille contre les mauvaises odeurs.

Réfrigérateur frais et dispos

Champion des odeurs confinées et des menaces de moisissures, le frigo doit être surveillé de près : un travail taillé sur mesure pour notre lavande, tueuse de bactéries. Mariée ici avec de l'HE de citron, absorbeur naturel d'odeurs louches, elle apporte en plus son parfum discret. Versez 1 goutte de chacune des huiles essentielles sur une pierre poreuse que vous placerez dans un compartiment de la porte du frigo. N'oubliez pas d'alimenter régulièrement la pierre en huiles essentielles.

Sanitaires irréprochables

On les veut impeccables, c'est-à-dire sans dépôts de calcaire qui emprisonnent les résidus les plus suspects, sans microbes et immaculés. Ce nettoyant maison assure toutes ces tâches et est entièrement biodégradable. Dans un bidon de 1 litre, versez 2 c. à café de vinaigre blanc, 1 c. à soupe de bicarbonate de soude (ça mousse, c'est sans danger) et 1 c. à café d'HE de lavande. Secouez gentiment pour homogénéiser. Remplissez le reste du bidon avec de l'eau chaude, mélangez à nouveau. Utilisez ce produit tel quel sur une éponge pour les travaux de précision (lavabo, baignoire), ou à jeter dans la cuvette des toilettes (l'équivalent d'un bouchon).

Tapis et moquettes : le grand ménage

Le secret d'une moquette propre et saine ? Passer l'aspirateur au moins une fois par semaine. Et agir vite pour éliminer les taches : utilisez une éponge humide, ne frottez pas et procédez toujours de l'extérieur vers l'intérieur de la tache pour ne pas qu'elle s'étende. Pour l'assainir et raviver les grands points de passage comme les couloirs, mélangez 200 g de bicarbonate, 1 c. à café d'HE de lavande et autant d'HE de citron dans un bocal. Laissez le bicarbonate s'imprégner des huiles pendant au moins 24 heures. Répandez cette poudre sur vos tapis et moquettes, faites-la éventuellement pénétrer dans la fibre à l'aide d'une brosse, attendez ¼ d'heure et aspirez. Renouvelez cette opération 2 fois par an.

Vêtements : bain de vapeur désodorisant

Certains vêtements sont propres, mais auraient besoin d'un petit coup de frais, pour chasser un fond de tabac, par exemple… Dans une casserole, faites chauffer de l'eau. Quand elle est bouillante, hors du feu, versez-y 10 gouttes d'HE de lavande, remuez. Installez le vêtement à rafraîchir sur un cintre, à une dizaine de centimètres au-dessus de la casserole. En montant, la vapeur aromatisée va balayer les odeurs.

Vitres cristallines : la recette

La formule magique pour avoir des vitres à la fois propres, aseptisées et qui n'accrochent pas la poussière ? Ce mélange vite fait bien fait : 25 cl d'eau froide, 12,5 cl de vinaigre blanc et 5 gouttes d'HE de lavande. Ayez toujours un flacon spray sous la main prêt à l'emploi. Utilisez avec un chiffon en coton. À noter que cette formule est aussi magique pour faire briller les sanitaires.

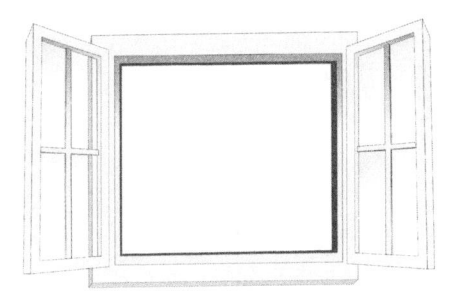

CHAPITRE 3

La lavande top chef!

Huile essentielle, hydrolat, fleurs fraîches ou séchées, tout est bon pour la cuisine. Les différences gustatives sont ténues mais existent : la fleur diffuse un arôme plus brut, avec un petit goût d'herbe coupée, l'huile essentielle immisce son parfum plus uniformément, l'hydrolat est plus léger en goût, et s'utilise comme l'eau de fleur d'oranger. Bon point pour l'huile essentielle, on l'ajoute en fin de cuisson sans devoir filtrer la préparation, et c'est prêt. Mais elle ne remplace pas une poignée de fleurs de lavande jetée sur une viande qui grille au barbecue… Nous avons sélectionné quelques recettes où la lavande joue son meilleur rôle, gageons que votre goût et votre imagination feront le reste.

L'huile essentielle

Pour fleurir vos salades ou donner une touche originale et discrète à vos desserts, quelques gouttes d'HE de lavande… ce sera votre petit secret! Commencez par suivre nos recettes, il sera toujours temps de vous lancer dans vos propres compositions.

Bien l'acheter

Si l'on peut être moins regardant sur la qualité de l'HE de lavande destinée à l'entretien de la maison, c'est une autre affaire quand on l'invite dans son assiette : optez pour de l'HE de lavande vraie (*Lavandula angustifolia, Lavandula officinalis, Lavandula vera*) et bio (voir aussi p. 30, «Conseils pour bien acheter son HE de lavande»).

Bien la conserver

Si vous avez suivi nos conseils (p. 30), votre HE de lavande est bien à l'abri des rayons UV dans son flacon de verre teinté. Elle continuera à bien se porter pendant des années si vous la protégez de la lumière, de la chaleur et de l'humidité : un placard bien aéré fera l'affaire (mais pas de frigo). Enfin, pensez à bien revisser le bouchon après utilisation pour éviter que votre HE ne s'échappe et entreposez-la « debout », pour conserver le bouchon en bon état.

Bien la cuisiner

Gare à ne pas avoir la main trop lourde. En cuisine, on est souvent tenté de jouer les Monsieur Plus pour donner plus de goût et étonner ses convives. Mauvaise idée avec les huiles essentielles ! Comme elles sont très concentrées et très aromatiques, la goutte en plus peut devenir la goutte de trop, et votre plat sera immangeable ! Alors un conseil pour vos premiers essais : mettez plutôt moins d'huile essentielle que ce que préconise la recette, humez, goûtez… et ajustez si nécessaire à vos papilles. Vous pouvez aussi vous fier à ce repère simple : prévoyez 1 goutte par personne pour aromatiser vos recettes.

Autre préalable, diluez toujours votre huile essentielle de lavande dans un support gras (huile végétale, sauce, pâte à crêpes, jaune d'œuf, chocolat fondu, vinaigrette ; lait d'amandes, de riz, de soja, de vache ; fromage blanc, crème fraîche…) ou dans un support sucré (sirop d'érable, d'agave, miel…). Même tactique pour les boissons fraîches : l'huile essentielle ne se dissout pas dans l'eau ; pour obtenir une boisson à la lavande, diluez votre goutte d'huile essentielle dans un peu de miel, de sucre complet ou de sirop d'agave et versez le tout dans l'eau (ou dans un thé froid léger).

Côté cuisson, l'arôme des huiles essentielles reste présent tant que la température ne monte pas trop. Dans nos recettes, n'ajoutez la lavande qu'en toute fin de préparation.

La lavande fraîche ou sèche

Bien l'acheter

La lavande fraîche : pour ensoleiller ses recettes de cuisine à la volée, mieux vaut disposer d'un pied de lavande sur son balcon (voir p. 9, «Un petit coin de Sud au balcon»). En effet, à moins d'être installé dans une région de culture, où vous pourrez tenter votre chance à la ferme/distillerie du coin, ou sur un marché paysan, s'en procurer n'est pas chose aisée.

La lavande sèche : elle ne craint pas la fatigue du voyage, c'est pourquoi il est très facile de s'en procurer. Sur Internet, des fermes (bio ou non) commercialisent les fleurs séchées au kilo (autour de 14 euros le kg). Un prix qui fait dresser les cheveux sur la tête de certains producteurs, qui vendent sur place, les 300 g de fleurs séchées pour 1 euro !

Bien la conserver

Fraîchement cueillie, réunissez-la en bouquet, coupez les tiges et fichez le tout dans un verre d'eau. Conservez 1 semaine au réfrigérateur.

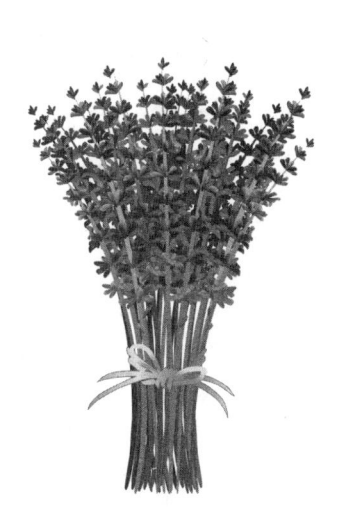

Bien la cuisiner

Vous le verrez dans les idées recettes qui suivent, la main doit être super-légère, quand il s'agit de parfumer un plat! Deux fleurs de trop, et votre recette tourne à la dégustation de parfum… Le mieux est de tester : une dose homéopathique (½ c. à café de fleurs séchées) pour une assiette, goûtez et ajoutez une pincée si nécessaire. Pensez à elle aussi pour vos infusions, ou dans un verre de lait chaud (sans oublier de filtrer), mais là encore, gare à la quantité : trop concentré, le parfum de la lavande donne un goût âcre irréversible.

RECETTES : À TABLE AVEC LA LAVANDE!

La lavande se met dans tous ses états pour enchanter nos recettes! En fleurs, sous forme d'huile essentielle ou d'hydrolat, un picto vous précise sous quelle forme l'employer :

❀ Recettes aux fleurs de lavande
⬥ Recettes à l'huile essentielle de lavande
◌ Recettes à l'hydrolat de lavande

◆ Beurre de lavande

Ingrédients : 125 g de beurre, ½ bouquet de ciboulette ciselée, le jus de ½ citron, 2 gouttes d'HE de lavande vraie, sel, poivre.

- Mélangez à la fourchette le beurre, la ciboulette ciselée, le jus de citron, du sel, du poivre et l'HE de lavande. Roulez la préparation dans du film alimentaire pour obtenir un boudin de 3 cm de diamètre.
- Placez au congélateur et prélevez des tranches au fur et à mesure de vos besoins pour accompagner poissons et viandes grillées.

◆ Huile aromatique de lavande

Ingrédients : 1 litre d'huile d'olive, 8 gouttes d'HE de lavande vraie.

Versez directement l'HE de lavande dans la bouteille d'huile d'olive. En été, vous en redemanderez, tant la saveur de la lavande réveille les salades les plus plan-plan.

Infusions

Camomille, tilleul, romarin et même thé noir... Plongez dans la tasse fumante 1 c. à café de miel dans laquelle vous aurez versé 1 goutte d'HE de lavande vraie.

❁ Sel de lavande

Ingrédients : 4 tiges de lavande, 200 g de gros sel gris.

- Coupez la partie fleurie des tiges de lavande en tronçons et mélangez-les au gros sel dans un bocal hermétique. Fermez le bocal et laissez reposer pendant 15 jours.
- Utilisez ce sel tel quel ou dans une salière après l'avoir mixé.

◗ Vinaigrette

Ingrédients : 1 c. à soupe de vinaigre de cidre, 3 c. à soupe d'huile d'olive, 2 gouttes d'HE de lavande vraie, sel, poivre.

Mélangez le vinaigre, l'huile d'olive, du sel et du poivre. Incorporez l'HE de lavande. À tester absolument sur une salade composée avec du jambon cru.

◊ Café blanc-bleu

Ingrédients pour 1 tasse : 20 cl d'eau, 1 c. à soupe d'HA de lavande vraie, 1 c. à soupe de miel de lavande.

Versez l'eau bouillante sur l'hydrolat de lavande. Ajoutez le miel et mélangez.

> ### Cocktails alcoolisés
>
> Du cognac, du champagne, du vin blanc ou toute autre boisson alcoolisée : l'HE de lavande se mélange parfaitement bien avec l'alcool. À consommer avec modération…

◊ Miel parfumé

Ingrédients : 250 g de miel liquide, 5 gouttes d'HE de lavande vraie.

Dans le pot de miel, versez directement l'HE de lavande et mélangez bien. Vous aurez ainsi toujours votre miel à portée de bouche pour parfumer un yaourt, une compotée de fruits d'hiver, une tisane…

❀ Crèmes brûlées à la lavande

Ingrédients pour 4 personnes : 4 œufs, 100 g de sucre roux, 50 cl de crème fraîche liquide, 2 c. à soupe de fleurs de lavande, 4 c. à soupe de cassonade.

- Préchauffez le four à 180 °C (th. 6). Dans une casserole, faites bouillir la crème. Hors du feu incorporez la lavande, laissez infuser 15 minutes puis filtrez.

- Dans un saladier, battez ensemble les œufs et le sucre jusqu'à ce que le mélange blanchisse. Versez la crème en fouettant sans cesse. Répartissez la préparation dans des plats à crème brûlée et enfournez pour 30 minutes. Laissez refroidir puis placez au réfrigérateur pendant 2 heures minimum.
- Au moment de servir, saupoudrez les crèmes de cassonade et laissez-les caraméliser sous le gril du four très chaud (ou utilisez un chalumeau si vous en avez un).

❀ Glace à la lavande

Ingrédients pour 6 personnes : 4 jaunes d'œufs, 50 cl de lait demi-écrémé, 100 g de sucre en poudre, 2 c. à soupe de fleurs de lavande.
- Faites bouillir le lait avec la lavande. Laissez infuser hors du feu jusqu'à complet refroidissement puis filtrez à travers une passoire fine.
- Dans un saladier battez les jaunes d'œufs avec le sucre jusqu'à ce que le mélange blanchisse. Versez le lait par-dessus tout en fouettant sans cesse.
- Remettez la préparation sur le feu et laissez cuire à feu doux sans cesser de remuer jusqu'à ce que la crème épaississe.

- Laissez refroidir puis versez la préparation dans un plat large et peu profond. Placez au congélateur pendant 3 heures en grattant la glace à la fourchette toutes les heures pour éviter la formation de cristaux, ou faites prendre en sorbetière.

Glaces et sorbets

Pour confectionner des crèmes glacées, inutile de se compliquer la vie : on peut ajouter l'HE de lavande directement dans la préparation à base de lait (hors du feu, quand même, car la cuisson altère le goût). Pour les sorbets, pas d'œuf, pas de lait, donc pas de support possible... il faudra faire son petit mélange huile essentielle + miel à part. N'ajoutez pas d'HE sur une glace du commerce : le mélange ne se ferait pas bien !

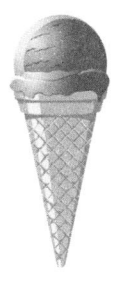

◆ Sirop de lavande

Ingrédients : 500 ml de sirop d'érable, 10 gouttes d'HE de lavande vraie.

Versez l'HE de lavande directement dans le flacon de sirop d'érable. Utilisez environ 2 cl de ce sirop pour confectionner un grand verre de délicieuses boissons à l'eau, au lait, à la limonade…

◆ Sucre parfumé

Ingrédients : 500 g de sucre complet, 4 gouttes d'HE de lavande vraie.

- Dans une boîte opaque avec couvercle, versez le sucre complet (bien meilleur pour la santé que le sucre blanc raffiné), ajoutez l'HE de lavande, mélangez. Placez la boîte bien fermée à l'abri de la lumière.
- Tout simplement délicieux pour sucrer un thé, un fromage blanc, une ventrée de pancakes, ou pour mettre son grain de lavande dans une compote de rhubarbe, une pomme au four…

CHAPITRE 4

En bonne santé grâce à la lavande
(par Danièle Festy)

La lavande a toujours été utilisée pour ses propriétés antiseptiques et cicatrisantes, antistress, sédatives, antispasmodiques. Si vous n'avez pas la chance de vivre dans le Sud, vous pouvez profiter de ces vertus en vous servant de l'hydrolat ou de son huile essentielle.

Abcès buccal

Une carie négligée, une hygiène dentaire discutable, parfois même un choc ou un accident peuvent être à l'origine d'un abcès buccal. Le développement bactérien se fait dans l'ombre et quand l'abcès se déclare, la douleur est violente et semble s'emparer de toute la mâchoire, voire de la tête entière. Bien souvent coincé tout près de la racine dentaire, l'abcès se concrétise par une petite poche de pus enflée, très sensible car l'environnement est très innervé.

À appliquer

Appliquez 1 goutte d'HE de lavande vraie et 1 goutte d'HE de giroflier sur l'abcès, au doigt et renouvelez l'application 3 à 4 fois par jour pendant quelques jours jusqu'à disparition complète.

En bain de bouche

Remplissez ½ verre d'hydrolat de lavande vraie et procédez à un bain de bouche prolongé. Répétez 3 fois dans la journée pendant quelques jours.

Abcès cutané

Quels qu'en soient la cause et l'endroit du corps – coupure mal (ou pas) désinfectée, ampoule négligée, ongle coupé trop court… – le résultat est là : un amas de pus s'est accumulé dans un tissu, provoquant une douleur qui semble battre comme un pouls. Le traitement consiste à faire « mûrir » l'abcès jusqu'à le vider du pus et à accélérer la cicatrisation.

En compresse

Trempez une compresse de gaze dans un bol d'eau chaude, versez 5 gouttes d'HE de lavande vraie ou aspic, et appliquez-la sur l'abcès durant 2 à 3 minutes. Renouvelez l'opération 3 à 5 fois par jour pendant 1 jour ou 2 jusqu'à ce que l'abcès ait mûri. Videz l'abcès en pressant avec une gaze ou un coton (évitez les doigts nus). Lorsque le pus est éliminé, tamponnez d'HE de lavande et renouvelez l'application 3 fois par jour jusqu'à cicatrisation complète, environ 1 semaine.

Acné

N'attendez pas qu'on compare votre visage à une calculette pour prendre le problème en main : l'aromathérapie peut régler ça en deux temps trois mouvements. 1) Ouvrez les pores pour déloger les bactéries à l'aide d'un sauna facial. 2) Appliquez l'huile essentielle ou le mélange sur les spots. 3) Posez un masque pour refermer les pores assainis.

En fumigation, sauna facial

- Versez 10 gouttes d'HE de lavande vraie ou aspic dans un bol d'eau chaude. Enfermez votre visage sous une serviette de toilette et laissez les vapeurs assainissantes ouvrir et vider les pores encrassés du visage, ceci pendant 10 minutes.
- Si la poussée d'acné est importante, la fumigation pourra être pratiquée 2 fois par jour pendant 8 jours puis 1 fois par jour les 8 jours suivants, puis seulement 2 fois par semaine.
- Dans le cas contraire, une fumigation hebdomadaire peut suffire.

À appliquer

- Appliquez point par point 1 goutte d'HE de lavande vraie ou aspic 2 fois par jour sur chaque bouton.
- En cas d'acné surinfectée, appliquez 1 goutte sur chaque bouton 4 à 5 fois par jour.
- Vous pouvez utiliser l'hydrolat de lavande comme tonique après nettoyage de la peau.
- Ou préparez la synergie suivante : mélangez 1 ml d'HE de lavande vraie, 1 ml d'HE de laurier noble et 1 ml d'HE de giroflier. Appliquez 1 goutte du mélange point par point 2 fois par jour jusqu'à nette amélioration.

En masque

Ingrédients :
HE de lavande vraie 10 gouttes
HE d'arbre à thé 10 gouttes
HE de géranium rosat 10 gouttes
HV de rose musquée 10 ml
Argile verte 60 g
HA de lavande 50 ml environ

- Mélangez les HE, l'HV, l'argile verte et l'hydrolat de lavande (plus ou moins), de manière à obtenir une pâte ni trop sèche ni trop liquide. Appliquez-en une couche épaisse, laissez poser

10 à 15 minutes puis enlevez avec un linge humide. Laissez la peau nue la nuit. Réalisez ce masque 1 fois par semaine le soir pour assainir et resserrer les pores.

- La quantité préparée doit vous permettre d'effectuer 5 à 6 masques.

Aérophagie

Bien malin celui qui n'a jamais connu cette sensation de ballonnement qui fait desserrer la ceinture dès le milieu du repas ! À malin, malin et demi, la lavande appelée à la rescousse peut grandement arranger les choses, surtout si les ballonnements sont associés à un terrain nerveux, anxieux.

À appliquer

Massez doucement le bas-ventre avec 3 ou 4 gouttes d'HE de lavande vraie pure 3 fois par jour.

À avaler

Déposez 2 gouttes d'HE de lavande vraie directement sous la langue ou sur un support (comprimé neutre, c. à café de miel ou d'huile d'olive) et laissez fondre. Renouvelez si nécessaire 4 fois par jour pendant 1 jour ou 2.

Allaitement (crevasses au sein)

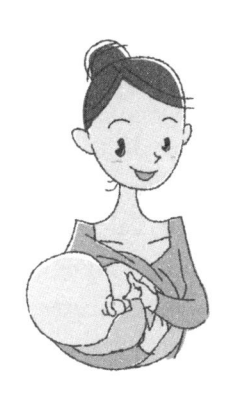

Les crevasses au sein sont capables d'anéantir les meilleures volontés du monde : de nombreuses mamans renoncent à l'allaitement à cause d'elles. Ces petites fissures se dessinent sur le mamelon et surviennent généralement quand le bébé est mal positionné pendant les tétées : s'il tète du bout des lèvres, il aura tendance à «mâchouiller» le mamelon; mieux vaut «enfourner» franchement le sein dans sa bouche, en direction de son palais. Ces crevasses sont terriblement douloureuses au repos et deviennent une véritable torture pendant la tétée. Si elles ne sont pas traitées dès les premiers symptômes, des saignements peuvent même apparaître et une infection s'installer. La préconisation ci-dessous doit être exécutée dès les tout premiers signes.

À appliquer

Appliquez 1 goutte d'HE de lavande vraie diluée dans quelques gouttes d'HV d'amande douce sur chaque mamelon, après chaque tétée en massant doucement pendant 4 à 5 jours. Rincez le sein à l'eau claire au moment de la tétée suivante.

Ampoule ou cloque

Vous pensiez gagner du temps en n'enfilant pas de chaussettes dans vos bottes pour cette balade champêtre? Mauvais calcul… le frottement sur la peau nue a fait place à une ampoule gorgée à souhait et il va falloir patienter avant de pouvoir les rechausser. Une fois encore, la lavande va vous sortir de ce mauvais pas rapidement…

À appliquer

Percez la cloque au moyen d'une épingle passée dans la flamme d'un briquet ou aseptisée à l'HE de lavande vraie, aspic ou de lavandin, puis lorsqu'elle est vidée appliquez 2 à 3 gouttes d'HE et renouvelez 3 fois par jour durant 2 à 4 jours en recouvrant chaque fois d'un pansement jusqu'à cicatrisation.

Angoisse, anxiété

Nous avons tous déjà vécu un moment d'angoisse. C'est un sentiment parfaitement normal. Mais quand les crises de panique se répètent au point de perturber les relations avec l'entourage, elles trahissent généralement des troubles psychologiques plus importants. Pour éviter que l'angoisse ne se transforme en véritable crise de panique, de phobie voire d'hystérie, sachez la repérer et la bloquer. 20 % des femmes et 10 % des hommes seraient concernés par des crises d'angoisse plus ou moins importantes, c'est-à-dire qu'ils ou elles ne parviendraient plus à se maîtriser dans des situations pourtant banales (ascenseur, shopping, moyen de transport…). Il existe deux grands types de réactions lorsqu'on fait une crise d'angoisse : soit on se fige totalement et on est vraiment incapable de bouger, soit on s'agite à l'extrême, on ne supporte pas de rester en place – au sens premier du terme : il faut quitter immédiatement l'avion, le bateau, le train dans lequel on se trouve. Pas toujours facile…

À appliquer

Appliquez en massage 1 goutte d'HE de lavande vraie ou de lavandin super + 1 goutte d'HE de camomille noble sur le plexus solaire 2 ou 3 fois par jour plusieurs jours de suite si nécessaire.

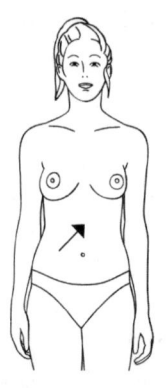

Plexus solaire

En bain

Jetez 500 g de fleurs de lavande dans 3 litres d'eau chaude. Laissez infuser 10 minutes. Filtrez. Versez dans un bain bien chaud (37/38 °C) dans lequel vous resterez plongé au moins 20 minutes. Ce bain va vous détendre et vous aider à lever ce stress aigu.

Aphonie (perte de voix)

Qu'on soit supporteur de hockey, soliste dans une chorale de gospel ou tout simplement sorti sans écharpe par un froid piquant, on s'expose à l'aphonie : les cordes vocales subissent un traumatisme qui conduit à une extinction de voix totale.

À avaler

Versez 1 goutte d'HE de lavande vraie et 1 goutte d'HE de cyprès de Provence dans 1 c. à café de miel et avalez 3 fois par jour, après les repas, pendant 2 ou 3 jours.

Aphte

Les aphtes sont des petites lésions de la muqueuse qui tapisse l'intérieur de la bouche. Leur apparition peut être due à un mordillement de la joue, un usage trop énergique de la brosse à dents, un manque de fer, voire au changement hormonal lié aux menstruations… Petit mais costaud, l'aphte occasionne une douleur vive, encore augmentée quand on s'alimente. C'est pourquoi on n'a qu'une envie : s'en débarrasser au plus vite. Hors cet inconfort permanent, l'aphte est sans gravité et disparaît en une dizaine de jours de lui-même. La lavande va accélérer la guérison

À appliquer

Appliquez 2 gouttes d'HE de lavande aspic directement sur l'aphte, à l'aide d'un Coton-Tige, 4 à 5 fois par jour jusqu'à sa disparition, 2 jours en général.

En bain de bouche

Versez 2 gouttes d'HE de lavande aspic dans un verre d'eau et procédez à des bains de bouche 3 à 5 fois par jour.

Ou

Versez 2 c. à soupe d'hydrolat dans la bouche et faites un bain de bouche prolongé. Renouvelez entre les repas si besoin.

Asthme

Pour de nombreuses personnes, la crise occasionnelle est la seule manifestation d'une réaction asthmatique ; le reste du temps, leur respiration est normale. Dans ce cas, le principe est toujours le même : un élément extérieur sans grande importance est intervenu (froid, stress, allergènes comme les acariens, la poussière, les gaz d'échappement, la fumée de tabac…), et la personne est prise d'une toux sèche. Sa respiration devient plus difficile, obstruée par la contraction des muscles de la paroi des bronches. Chez d'autres personnes, la crise d'asthme se traduit seulement par une toux sèche répétitive qui survient souvent au moment du coucher ou après un effort physique.

À avaler

Versez 2 gouttes d'HE de lavande vraie dans 1 c. à café de miel (vous pouvez la plonger dans un verre d'eau ou une tisane si vous le souhaitez) et sucez ou avalez. Renouvelez 2 à 3 fois à ½ heure d'intervalle.

À diffuser

Diffusez quelques gouttes d'HE de lavande vraie, à l'aide d'un diffuseur électrique, dans les pièces à vivre, ½ heure le matin et ½ heure le soir en dehors des crises.

Blessure

Éraflure, coupure, griffure... dès que la peau est entaillée, il faut désinfecter pour barrer le passage aux bactéries qui ne cherchaient qu'à s'y installer pour causer une infection. Préalable incontournable, vous devez laver la plaie à l'eau claire et au savon. Il faut bien rincer, puis appliquer l'HE de lavande vraie. Vous pouvez éventuellement poser une compresse stérile pour « enfermer » et protéger le tout si la plaie est sur une zone très sollicitée (doigt par exemple).

À appliquer

Appliquez quelques gouttes pures d'HE de lavande vraie ou de lavandin super sur la plaie. Recommencez plusieurs fois dans la journée.

Bleu

C'est sans doute la contusion la mieux partagée au monde : dès ses premiers pas, l'Homme se fait des bleus ! Et une fois debout, ça continue : un coin de table, une bagarre, un accident de la circulation, une chute, une extraction dentaire… on en passe et des pires ! Le résultat est le même, sous le choc le sang forme une poche dans les tissus et la zone devient « bleue » et douloureuse au contact.

À appliquer

Mélangez 2 gouttes d'HE de lavande vraie et 2 gouttes d'HE d'hélichryse. Appliquez sur la zone touchée, 5 à 6 fois par jour le premier jour, puis 2 fois par jour ensuite jusqu'à disparition.

Bronchite

Elle s'annonce par une vilaine toux, grasse et qui semble venir du tréfonds de notre corps, s'accompagne parfois d'un mal de gorge, et souvent de fièvre, de maux de tête. Ajoutez à cela les courbatures et l'impression d'avoir été roué de coups et d'avoir les poumons incandescents… c'est la bronchite ! Les symptômes de l'inflammation des bronches sont spectaculaires, mais la bronchite reste une maladie banale : tout en surveillant l'état général et en prenant la température régulièrement, l'HE de lavande devrait montrer toute son efficacité.

À appliquer

Mélangez 2 ml d'HE de lavande aspic, 3 ml d'HE d'eucalyptus radié et 5 ml d'HV de noisette. Appliquez quelques gouttes en onctions sur le thorax 2 à 3 fois par jour pendant 4 à 5 jours.

À avaler

Versez 2 gouttes d'HE de lavande vraie dans 1 c. à café de miel (vous pouvez la plonger dans un verre d'eau ou une tisane de thym si vous le souhaitez) et avalez 2 à 3 fois par jour jusqu'à amélioration des symptômes.

À diffuser

Diffusez de l'HE de lavande vraie dans les pièces à vivre à l'aide d'un diffuseur électrique 3 fois 20 minutes dans la journée.

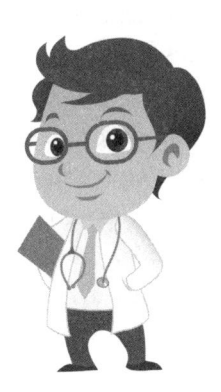

Brûlure

Plat sortant du four, allumette rebelle, jet de graisse… voilà un travail pour notre super-coupe-feu : la lavande. Avant de procéder aux soins et sans attendre, passez la brûlure sous l'eau froide durant deux bonnes minutes, cela refroidira la zone et évitera que la douleur s'étende.

À appliquer

Si la brûlure ne concerne qu'une petite surface, appliquez 2 gouttes pures d'HE de lavande vraie ou aspic localement le plus vite possible. Tapotez doucement la partie brûlée et massez le site autour. La douleur va s'estomper progressivement. La guérison est pour bientôt. Renouvelez tous les ¼ d'heure 3 ou 4 fois, puis appliquez ensuite 2 fois dans la journée.

Si la brûlure s'étend sur une surface assez grande, mélangez 4 gouttes d'HE de lavande vraie ou aspic et 4 gouttes d'HV (n'importe laquelle, ce que vous avez sous la main, mais celle de millepertuis convient particulièrement ici). Appliquez comme indiqué précédemment.

> **Aux urgences !**
>
> Dans le cas d'une brûlure profonde, étendue et/ou située au visage, l'intervention du Samu est obligatoire, surtout s'il s'agit d'un enfant. Consultez aussi en urgence si la brûlure est chimique ou si vous ne ressentez aucune douleur (les nerfs sont peut-être atteints).

Cicatrices

Comment expliquer qu'une coupure ou une brûlure laissent une «vilaine» cicatrice, dure au toucher, tandis qu'une peau toute neuve a remplacé l'ancienne ? Parce que cette peau toute neuve, qu'on imagine lisse, douce et souple, est en fait très riche en fibres et donc bien moins élastique que l'ancienne ! C'est pourquoi les chirurgiens recommandent en général de masser une cicatrice, de façon à assouplir la peau neuve pour qu'elle ne fasse qu'une avec l'ancienne. Mais il n'y a pas que les accidents qui laissent des traces. L'acné et certaines maladies infantiles peuvent faire des ravages à ce niveau-là. Et plus on attend pour les traiter, plus elles s'installent durablement. Ayez le réflexe lavande en faisant appel à l'huile essentielle dès la présence d'une plaie au visage (coupure, brûlure…) ou d'un bouton malmené.

À appliquer

Appliquez 1 goutte d'HE de lavande vraie pure sur la cicatrice 2 fois par jour. Massez doucement et longuement toute la longueur de la cicatrice : vous activerez la circulation du sang, ce qui favorise les échanges entre les cellules de la peau.

Constipation

Cette perturbation est très relative : certaines personnes estiment être constipées si elles ne vont pas à la selle tous les jours. Or, la fréquence « normale » peut aller de 2 fois par jour à 3 fois par semaine selon l'individu. On se connaît, et on reconnaît tous le moment où cela devient une gêne…

À appliquer

Massez le ventre avec 4 gouttes d'HE de lavande vraie 1 ou 2 fois par jour (gestes doux, dans le sens des aiguilles d'une montre).

À avaler

Versez 1 goutte d'HE de lavande vraie et 1 goutte d'HE de gingembre directement sous la langue le soir au coucher.

Contracture musculaire

C'est une contraction involontaire d'un muscle ou d'un groupe de muscles. Elle se différencie de la crampe par une durée beaucoup plus longue.

À appliquer

Passez un tissu doux ou une compresse de gaze sous l'eau chaude du robinet, essorez puis imprégnez de 4 à 5 gouttes d'HE de lavandin super et appliquez sur le muscle douloureux.

Coqueluche

La coqueluche est une maladie fréquente chez le bébé, mais elle peut aussi toucher l'adulte. Elle est provoquée par une bactérie (*Bordetella pertussis*) qui vient se loger dans les cils vibratiles des bronches et provoque une toux caractéristique, «comme le chant du coq». Les quintes se terminent souvent sur une note épuisante, comme si on ne pouvait plus respirer. Le malade paraît aller au bout de ses possibilités expiratoires, devient rouge, ses yeux sont injectés, il respire bruyamment. Puis tout rentre dans l'ordre… jusqu'à la prochaine quinte. Cette phase est généralement précédée d'une semaine de gros rhume (toux surtout nocturne, écoulement nasal, fièvre modérée). La convalescence peut durer plusieurs mois. Il est absolument impératif de consulter un médecin afin de poser le diagnostic exact. Nombre d'entre eux estiment que la coqueluche, pour impressionnante qu'elle soit, se soigne parfaitement bien et ne mérite aucun affolement. Les huiles essentielles en viennent normalement à bout. Elles facilitent la respiration, tuent la bactérie en cause et préviennent les surinfections bronchiques. La lavande seule pourra déjà soulager le malade.

À appliquer

Appliquez en massage sur le thorax 2 gouttes d'HE de lavande vraie 3 à 4 fois par jour pendant une dizaine de jours.

À avaler

Versez 1 goutte d'HE de lavande vraie et 1 goutte d'HE de cyprès de Provence dans 1 c. à café de miel (vous pouvez la plonger dans un verre d'eau ou une tisane si vous le souhaitez) et renouvelez 2 à 3 fois par jour.

À diffuser

Diffusez une quinzaine de gouttes d'HE de lavande vraie dans les pièces à vivre à l'aide d'un diffuseur électrique 3 fois 20 minutes au cours de la journée.

Coup de chaud

Le coup de chaud (ou insolation) survient quand le corps est exposé trop longtemps à une température élevée (véhicule mal aéré par grosse chaleur, exposition en plein soleil…). L'organisme ne parvient pas à se refroidir, il faut l'y aider et le réhydrater. Premier geste : boire. Puis, à l'ombre ou dans un endroit tempéré (mais pas froid, pour éviter un choc thermique), appliquez comme suit de l'HE de lavande.

À appliquer

Trempez un mouchoir dans de l'eau très froide, arrosez-le de 5 gouttes d'HE de lavande vraie et posez-le sur le front. Renouvelez aussi souvent que nécessaire.

Coup de froid

Pour couper court aux conséquences d'un coup de froid, la lavande vraie est dans un de ses meilleurs rôles : elle dope nos défenses immunitaires et balaye frissons, nez qui coule et gorge qui pique. Avec des bienfaits collatéraux appréciables : notre bain-bouillote va vous assurer un endormissement serein et un sommeil réparateur.

En bain

Mélangez 10 gouttes d'HE de lavande vraie et 1 c. à café de base pour bain. Lorsque le bain chaud (38 °C) est coulé, versez ce mélange dans la baignoire et plongez-vous dans l'eau pendant 20 minutes. Ne vous rincez pas. Enveloppez-vous et filez au lit bien chaud.

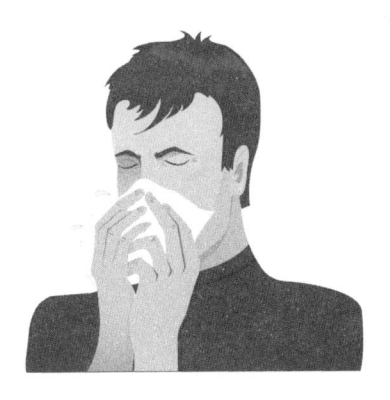

Coup de soleil

Le soleil, on l'adore et lui nous le rend bien : grâce à lui, nous fabriquons de la vitamine D nécessaire à la solidité du squelette, ainsi que des hormones «de la joie de vivre». Il prévient le rachitisme, la dépression saisonnière, améliore le psoriasis et protégerait des cancers du sein et du côlon. Le tout est de ne pas en abuser… Quand c'est trop tard, le coup de soleil est là, et il n'est pas à prendre à la légère. Parce qu'un coup de soleil, ce n'est pas qu'une nuit de douleur vite remplacée par la joie d'être hâlé. C'est une véritable brûlure infligée à la peau, et il est nécessaire de la soigner comme telle. Les crèmes solaires sont au top de leurs compétences et on sait qu'elles protègent des rayons UVB responsables des coups de soleil. Aujourd'hui, il n'y a que de mauvaises raisons d'attraper un coup de soleil!

À appliquer

- **Si petite surface,** appliquez quelques gouttes d'HE de lavande vraie ou aspic tous les ¼ d'heure tant que la brûlure est vive, puis 4 à 5 fois dans la journée et le lendemain jusqu'à apaisement total.
- **Si plus grande surface,** mélangez 20 gouttes d'HE de lavande vraie ou aspic à 1 c. à soupe d'HV de millepertuis. Étalez avec douceur sur le coup de soleil, en débordant largement autour, 3 à 4 fois par jour durant 2 jours, puis 2 fois par jour encore 2 jours.

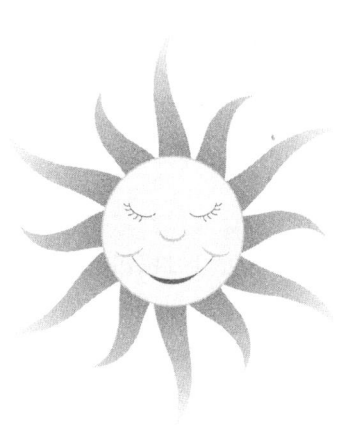

Coupure

Les cuisiniers s'en étonnent toujours : une petite coupure de rien du tout au couteau bien effilé n'est pas seulement gênante, mais aussi très douloureuse au regard du petit dommage qu'elle cause… C'est normal, la lame (tout comme le papier, très tranchant) traverse plusieurs couches cutanées et atteint des terminaisons nerveuses habituellement très protégées : agressées, ces terminaisons s'affolent et le font savoir au cerveau de façon violente. Les coupures de rasage sont moins douloureuses, parce que moins profondes, mais le traitement sera le même : hydrolat pour nettoyer et HE de lavande pour déloger les bactéries et cicatriser.

À appliquer

Lavez les plaies avec de l'hydrolat de lavande sur des compresses, puis appliquez 1 ou 2 gouttes d'HE de lavande vraie ou aspic sur la coupure si elle est petite. Vous pouvez déborder un petit peu afin d'aseptiser la zone proche de la plaie.

Crampe

Qui n'a pas été fauché par cette brève mais terrible contracture musculaire qui immobilise tout le membre atteint, avec l'impression que le muscle est vrillé, tendu à l'extrême et sur le point de lâcher ? Les raisons de son apparition sont nombreuses, les plus connues étant la fatigue et une mauvaise circulation. Mais elle survient aussi quand on ne boit pas suffisamment d'eau. Surtout si l'on fait un gros effort musculaire : on perd les sels minéraux via la sueur, il aurait fallu compenser en s'hydratant. Les crampes nocturnes sont les plus sournoises : gardez toujours l'HE de lavande à portée d'oreiller.

À appliquer

Appliquez 4 à 5 gouttes pures d'HE de lavandin super ou de lavande vraie sur le muscle douloureux, et massez légèrement. Renouvelez ¼ d'heure plus tard pour finir de déspasmer le muscle.

Crevasse

Pourvoyeur n° 1 de crevasses, le froid commence par gercer les doigts, puis la peau se fissure, parfois jusqu'au sang. Même punition pour les orteils qui, en plus, sont le siège de prédilection de certaines affections dermatologiques telles que les dermites, eczéma, psoriasis et autre mycose.

À appliquer

Appliquez 2 gouttes d'HE de lavande vraie ou de lavandin super sur la crevasse, 3 fois par jour, jusqu'à cicatrisation.

Crise de nerfs

Vous la sentez qui « monte » irrémédiablement, vous êtes sur le point de disjoncter, comme on dit, et si vous ne faites rien, vous pourriez bien casser quelques assiettes tout en hurlant… Juste avant d'en arriver là, réflexe HE de lavande.

À respirer

Posez 2 gouttes d'HE de lavande vraie sur la face intérieure du poignet et respirez profondément. Renouvelez 5 minutes plus tard.

Démangeaisons, prurit

Aucune trace de piqûre d'insecte, pas d'allergie cutanée visible, pas de bouton… mais la démangeaison est bien là! Qu'elle soit due à une mauvaise circulation passagère ne vous soulage pas davantage, vous avez juste une envie irrépressible de vous gratter… jusqu'au sang.

À appliquer

N'hésitez pas à utiliser *larga manu* l'hydrolat de lavande sur un Kleenex ou une compresse avant d'appliquer l'HE elle-même : en cas de petite surface à traiter, appliquez 1 ou 2 gouttes pures d'HE de lavande vraie ou de lavandin super sur l'endroit qui démange. Si la zone cutanée est étendue, diluez l'HE à 50 % dans de l'HV de calendula (5 gouttes d'HE de lavande pour 5 gouttes d'HV de calendula). Renouvelez l'application autant de fois que nécessaire. N'en profitez pas pour vous gratter…

Démangeaisons vaginales (hors mycoses)

Toutes les démangeaisons vaginales ne sont pas des mycoses ! Si elles persistent plus de 4 jours ou que le problème empire, il faudra certes aller consulter, mais pas de précipitation. Elles peuvent être dues à une hygiène inadaptée, une réaction aux substances chimiques contenues dans un savon, un désodorisant, ou tout simplement à des vêtements trop serrés, irritants… C'est rouge, gonflé, enflammé, signes qu'un désordre de la flore locale s'est installé : commencez par traiter le problème avec douceur.

À appliquer

Mélangez 5 gouttes d'HE de lavande vraie et 1 c. à café d'HV d'amande douce ou de calendula. Appliquez localement et renouvelez autant de fois que nécessaire, soit 3 à 5 fois par jour durant 3 à 5 jours.

Déprime, dépression, baby blues, mummy blues

Les symptômes de la déprime sont aussi variés que les noms qu'on lui donne, moral dans les chaussettes, vague à l'âme, blues…, mais restent dominés par un manque d'entrain qui s'abat comme une chape de plomb et que rien ne semble pouvoir déloger. On fait bonne figure, puisqu'on n'a pas de raison valable de se plaindre, mais le spleen est bien là et il faut se faire violence pour se secouer. La dépression est plus profonde que la déprime. Pas facile à traiter, mais la lavande pourra y participer et vous aidera à vous remettre sur le chemin du bien-être.

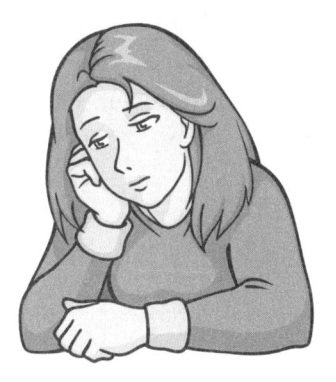

À appliquer

Appliquez 2 gouttes d'HE de lavande vraie pure sur les tempes 3 à 4 fois par jour.

+

Mélangez 5 ml d'HE de lavande vraie et 10 ml d'HV de noisette. Massez le thorax et le plexus solaire avec quelques gouttes de cette préparation. Recommencez plusieurs fois par jour pendant 2 à 3 semaines.

À respirer

Appliquez 2 gouttes d'HE de lavande vraie pure sur la face interne des poignets et respirez 3 à 4 fois par jour. Continuez jusqu'à amélioration, autant de temps que nécessaire.

+

Diffusez plusieurs fois par jour une quinzaine de gouttes d'HE de lavande vraie dans les pièces à vivre à l'aide d'un diffuseur. Continuez jusqu'à amélioration.

Diarrhées

Quand la flore intestinale est agressée (traitement antibiotique, microbe, virus, parasites, stress, germe…), le désordre se solde souvent par le déclenchement intempestif de diarrhées. Signe que l'organisme cherche à se débarrasser de l'intrus, ce n'est pas grave si elles cessent rapidement. Même si cela reste très handicapant.

À appliquer

Massez doucement le bas-ventre avec 3 gouttes d'HE de lavande vraie pure 3 fois par jour, pendant 2 ou 3 jours.

À avaler

Versez 2 gouttes d'HE de lavande vraie directement sous la langue ou sur un support (comprimé neutre, miel ou huile d'olive) et avalez 3 à 4 fois dans la journée, pendant 2 ou 3 jours.

Douleurs dentaires

Vous avez manqué de vigilance et le petit éclat dans l'émail a laissé le champ libre aux bactéries. Résultat, la dent a été creusée et une carie douloureuse s'est installée. Premier geste qui sauve : prendre rendez-vous chez le dentiste, lui seul peut stopper la destruction amorcée de la dent. Deuxième geste qui soulage : combattre la douleur et l'aggravation infectieuse grâce à la lavande.

À appliquer

Mélangez 1 goutte d'HE de lavande vraie ou aspic ou de lavandin super et 1 goutte d'HE de giroflier. Massez au doigt la dent et la gencive concernées 2 ou 3 fois par jour. Renouvelez chaque fois que nécessaire.

Eczéma (sec/suintant)

Très fréquente (30 % des consultations dermato), cette maladie de peau se traduit par des plaques rouges gonflées qui peuvent démanger terriblement, parfois parsemées de minuscules cloques (vésicules). En s'asséchant, l'eczéma laisse des croûtes. Son mécanisme est encore mal maîtrisé, il serait d'origine génétique, mais le stress et les irritants chimiques favoriseraient son apparition. Dit « de contact » quand il est déclenché par des substances allergènes habituellement inoffensives comme la poussière, les poils d'animaux, le papier ou l'eau, l'eczéma peut aussi être dû à un terrain sensibilisé qu'il y a lieu de modifier par des changements alimentaires et des apports micronutritionnels adaptés. L'eczéma séborrhéique (suintant) laisse apparaître des plaques de peau grasse tirant sur le jaune, où des sortes d'écailles (squames) s'effritent : il survient le plus souvent sur le cuir chevelu du nourrisson et s'étend parfois jusqu'au visage et aux membres chez l'adulte.

Portrait-robot de l'eczéma

- J'ai des plaques rouges, irritées, gonflées.
- J'ai des croûtes de peaux sèches et des squames.
- Ça démange souvent.
- Des petites vésicules apparaissent, crèvent, se vident et sèchent laissant place à des croûtes.

À appliquer

Mélangez 5 ml d'HE de lavande aspic et 10 ml d'HV d'onagre ou de bourrache. Appliquez quelques gouttes du mélange sur les plaques 3 fois par jour pendant 3 semaines (ou plus) jusqu'à amélioration. Arrêtez une semaine puis recommencez. Ne massez pas mais effleurez.

Érythème fessier (poudre fesses bébé confort)

Une dent qui pousse, deux changes trop espacés… et c'est l'érythème, autrement dit, les «fesses rouges». Pour prévenir et guérir cette irritation douloureuse pour Bébé, confectionnez ce talc, à appliquer sur fesses propres.

À appliquer

Dans un mortier, travaillez au pilon 100 g de talc* avec 5 ml d'HE de lavande vraie. Versez ce mélange intime dans un flacon poudreur ou de shampooing sec récupéré, ou, pourquoi pas, une salière…

---

* Talc de Venise (en pharmacie).

Escarres

Les escarres se forment sur les zones du corps en contact permanent avec une surface dure, comme un lit ou un fauteuil roulant. Si la personne immobilisée est souvent sur le dos, des plaies apparaissent au niveau des zones compressées, mal irriguées : fesses et talons, dans ce cas. Au point que la peau devient noire (elle se nécrose, meurt en quelque sorte) et que le mal ronge les chairs jusqu'à attaquer les muscles, voire, dans les cas les plus graves, l'os. C'est un vrai problème dans les hôpitaux, où le personnel ne peut consacrer son temps à prévenir et endiguer ces escarres. Raison pour laquelle les malades sont souvent obligés de marcher au retour d'une intervention : ils ont l'impression qu'on les bouscule, mais cela relance leur circulation sanguine et évite les escarres. Si vous veillez sur une personne devant garder le lit pendant plusieurs semaines, massez avec l'HE de lavande vraie dès le début, et plusieurs fois par jour si possible, les zones de pression, c'est-à-dire celles qui seront en contact permanent avec les draps.

À appliquer

Appliquez localement 2 gouttes d'HE de lavande vraie, 3 fois par jour si une irritation apparaît déjà, et ce tous les jours d'immobilisation.

En cas d'alitement prolongé prévu (intervention chirurgicale par exemple), appliquez au moins 2 fois par jour, sur les zones appelées à être en contact, au doigt si possible ou à l'aide d'une compresse/d'un Kleenex, quelques gouttes du mélange suivant : 20 gouttes d'HE de lavande vraie et 10 ml d'HV de calendula, jusqu'à reprise de la vie normale.

Excitation

On ne parle pas ici de l'excitation qui donne la force de rester éveillé pour mener à bien un projet, ni celle qui précède une grande occasion. Ces dernières sont passagères, dynamisantes et n'ont rien à voir avec l'excitation qui ressemble davantage à une agitation irraisonnée, et se termine par une boule dans le ventre ou une irascibilité à fleur de peau. La lavande est particulièrement précieuse pour retrouver de la sérénité.

En bain

Mélangez 10 gouttes d'HE de lavande vraie et 1 c. à soupe de base pour bain. Versez dans l'eau du bain (37 °C) et immergez-vous pendant 20 minutes.

À diffuser

Diffusez dans l'atmosphère 15 gouttes d'HE de lavande vraie pendant 20 minutes, 2 ou 3 fois par jour.

Fatigue, lassitude

Épuisé, vidé, anéanti… vous êtes au bout du rouleau. Pas question pour autant de laisser le champ libre aux microbes, qui ont déjà un pied dans la porte. Faites appel à la lavande en attendant les prochaines vacances !

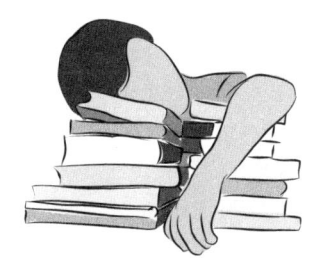

À appliquer

Appliquez 2 gouttes d'HE de lavande vraie sur les tempes en massages circulaires, 2 ou 3 fois par jour, pendant une dizaine de jours.

À avaler

Versez 2 gouttes d'HE de lavande vraie dans 1 c. à café de miel et laissez fondre en bouche 3 fois par jour, et ce pendant 10 jours.

Furoncle

Petit abcès deviendra grand, douloureux, se remplira de pus et s'appellera furoncle. Il provoque alors une douleur lancinante qui monte en intensité, et s'entoure d'une auréole rougeâtre. Il se situe dans une zone pileuse et est provoqué par le staphylocoque doré. L'HE de lavande peut s'en occuper.

À appliquer

Trempez une compresse dans un peu d'eau chaude, versez-y 2 gouttes d'HE de lavande aspic et 2 gouttes d'HE d'arbre de thé et appliquez sur le furoncle 3 à 5 fois par jour pour le faire mûrir, le vider et le désinfecter.

+

Appliquez 1 ou 2 gouttes pures d'HE de lavande vraie localement, plusieurs fois par jour, jusqu'à cicatrisation complète.

Gingivite

Les gencives sont plus rouges que d'habitude, douloureuses au toucher et saignent au brossage. Il faut vite enrayer cette gingivite qui ouvre une porte aux bactéries capables d'affaiblir tout l'appareil bucco-dentaire !

En bain de bouche

Versez 2 gouttes d'HE de lavande aspic dans un verre d'eau tiède, remuez et procédez à des bains de bouche 3 à 5 fois par jour.

Grippe

Je provoque des maux de tête, de gorge, de poitrine, de poumons, une toux caverneuse, des « reins » douloureux, de la fièvre, des frissons et surtout une impression de très grande faiblesse, jambes coupées, tout cela suivi ou accompagné d'un nez qui coule plutôt à la saison froide… Je suis… je suis… la grippe ! La lavande va éviter la surinfection des bronches, formant un rempart contre les bactéries.

À avaler

Versez 1 goutte d'HE de lavande vraie et 1 goutte d'HE de ravintsara dans 1 c. à café de miel que vous plongez dans une tisane de thym si vous le souhaitez. Avalez 2 à 3 fois par jour durant 3 à 5 jours.

En bain

Dans un flacon de 5 ml, mélangez 10 gouttes d'HE de lavande vraie, 5 gouttes d'HE d'eucalyptus radié et 1 c. à café de base pour bain. Versez le tout dans un bain chaud (39 °C), dans lequel vous vous plongerez pendant 20 minutes. Sortez de l'eau sans vous rincer, enveloppez-vous dans une serviette chaude, séchez-vous, puis enfilez un peignoir et glissez-vous dans le lit, bien au chaud.

À diffuser

Diffusez 15 gouttes d'HE de lavande vraie dans l'air ambiant à l'aide d'un diffuseur électrique, 3 ou 4 fois par jour, pendant 3 à 5 jours.

Hémorroïdes

Les hémorroïdes désignent les veines qui se trouvent au niveau des muqueuses de l'anus. L'usage courant a étendu le terme à l'inflammation de ces veines, autrement dit, la crise hémorroïdaire. Le phénomène est comparable à celui des varices qui peuvent apparaître sur les jambes. Très douloureuses et menant parfois à l'hémorragie, les hémorroïdes sont extrêmement pénibles… mais pas insurmontables à soulager grâce à la lavande.

À appliquer

Après chaque toilette et chaque passage aux WC, appliquez localement 2 gouttes d'HE de lavande vraie diluées dans quelques gouttes d'HV de calendula par exemple, du bout de l'index très propre. L'effet antidouleur et cicatrisant ne tarde pas à se manifester.

Herpès

Ça commence par des picotements sur la lèvre qui démange, puis un bouton de fièvre apparaît, un peu brûlant et formé de petites vésicules. Les porteurs d'herpès savent que certains éléments sont susceptibles de déclencher une poussée : le soleil, une maladie, le stress, les règles et la fatigue figurent parmi les plus fréquents. Ils savent aussi qu'ils «en prennent» pour 8 jours, pendant lesquels l'herpès va s'étendre et se transformer en croûtes peu ragoûtantes. Une fois qu'on a «attrapé» un herpès, on garde toute sa vie le virus, dissimulé dans son corps. Tout l'objectif ensuite est de limiter le nombre de «poussées», de restreindre leur étendue et d'accélérer la cicatrisation à chacune d'entre elles.

À appliquer

Appliquez 2 à 3 gouttes d'HE de lavande aspic directement sur les pustules, au moins 8 fois par jour pendant 5 jours. L'idéal est de procéder à une application toutes les heures (soit environ 12 par jour) afin de limiter l'agressivité du virus. Vous constaterez une très grosse amélioration en 24 à 48 heures.

Hypertension

L'hypertension se caractérise par une pression anormalement élevée du sang dans les artères. Il est normal que la tension artérielle s'élève durant un effort physique ou dans une situation de stress, mais les personnes dites hypertendues gardent une tension élevée tout le temps. La pression sanguine finit par abîmer les artères, menaçant alors le cœur, le cerveau mais aussi les yeux, les reins… Théoriquement, pour un adulte en bonne santé, la pression artérielle ne devrait pas dépasser 14/9.

À appliquer

Appliquez quelques gouttes d'HE de lavande vraie sur le plexus solaire (1), la face interne des poignets (2), la voûte plantaire (3), matin et soir tous les jours. Accordez-vous à chaque fois un vrai mini-massage. Profitez-en pour bien respirer, l'olfaction joue aussi un rôle pour aider à équilibrer la tension artérielle.

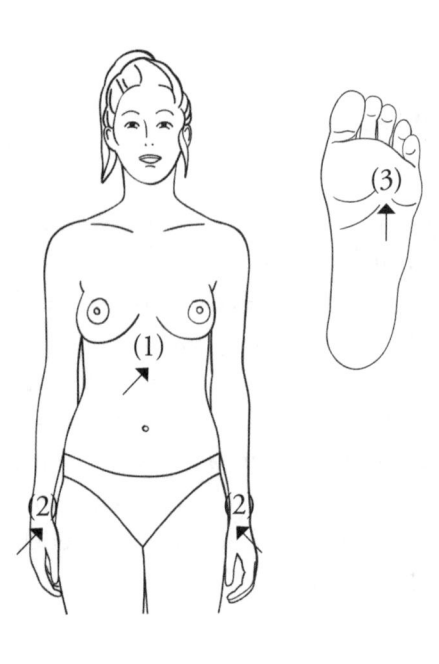

À avaler

Avalez 1 c. à soupe d'hydrolat de lavande 2 fois par jour jusqu'au retour à la normale.

En bain

Mélangez 20 gouttes d'HE de lavande vraie et 1 c. à café de base pour bain. Lorsque le bain chaud est coulé, versez la préparation dans la baignoire et plongez-vous dans l'eau à 38 °C pendant 20 minutes, 1 à 2 fois par semaine. Ne vous rincez pas.

À diffuser

Diffusez de l'HE de lavande vraie dans les pièces à vivre à l'aide d'un diffuseur électrique : une quinzaine de gouttes par séance de 20 minutes, 2 fois par jour.

Insomnie

C'était pourtant bien parti… Vous vous étiez glissé sous la couette avec délice, prêt à vous abandonner dans les bras de Morphée… Fatigué de votre journée… Et puis les soucis et préoccupations se sont rappelés à votre bon souvenir. Vous cogitez pendant de longues minutes, qui se transforment en heures, le stress du manque de sommeil pour attaquer une nouvelle journée fait fuir définitivement l'endormissement… c'est l'engrenage. Les effets calmants de la lavande peuvent vous permettre de ne pas rater le coche du premier sommeil.

À avaler

Posez 2 gouttes d'HE de lavande vraie sur un support (comprimé neutre, huile d'olive…) et laissez fondre en bouche juste après le dîner. Renouvelez au coucher.

À appliquer

Appliquez 2 gouttes d'HE de lavande vraie pure sur le plexus solaire (1), la voûte plantaire (2), la nuque (3) et le long de la colonne vertébrale (4), tous les soirs juste avant le coucher.

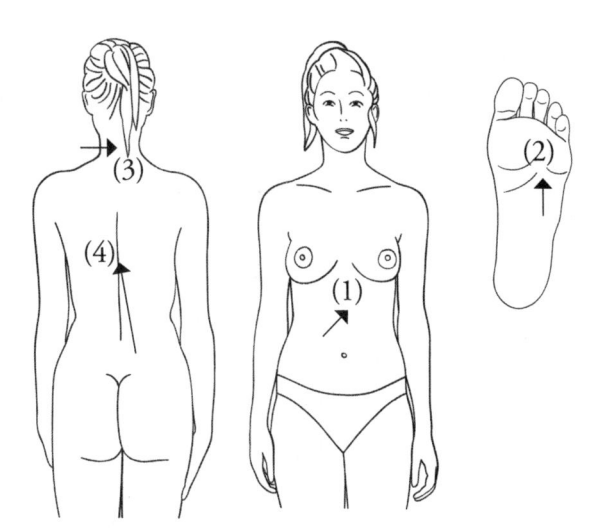

En bain

Mélangez 10 gouttes d'HE de lavande vraie dans une base pour bain, versez dans le bain déjà coulé (37 °C). Restez-y 20 bonnes minutes et sortez-en sans vous rincer. Filez au lit.

À diffuser

Diffusez une quinzaine de gouttes d'HE de lavande vraie à l'aide d'un diffuseur 10 minutes avant de vous coucher.

À respirer

Versez quelques gouttes d'HE de lavande vraie sur un mouchoir et placez-le sur l'oreiller pour pouvoir l'inhaler à chaque respiration.

Jambes lourdes

Pour oxygéner et nourrir les jambes, le cœur propulse le sang vers elles. À elles, ensuite, de faire remonter le sang vers les poumons pour qu'il s'oxygène à nouveau. Les jambes sont dites lourdes lorsque le sang n'arrive pas à remonter vers le cœur : il reste «coincé» en bas. Les facteurs aggravants sont nombreux, de la station debout trop prolongée ou trop fréquente, au piétinement, à la chaleur, en passant par la grossesse, les voyages…

À appliquer

Mélangez 30 gouttes d'HE de lavande vraie et 10 gouttes d'HE de menthe poivrée à 100 ml d'HV de calophylle. Prenez le temps d'effectuer un long massage dans une atmosphère agréable, en remontant des chevilles vers les cuisses.

Mal de tête

Certains maux de tête très douloureux sont angoissants : on peut être tenté de croire que plus c'est douloureux, plus c'est grave car le cerveau est probablement gravement atteint! Il n'en est heureusement rien. Le mal de tête est directement lié à la souffrance d'un vaisseau sanguin, à la compression d'une racine nerveuse, à l'endolorissement des muscles de la nuque et du dos ou à un trouble de la transmission nerveuse.

À appliquer

Trempez un mouchoir dans de l'eau très froide, arrosez-le de quelques gouttes d'HE de lavande ou de lavandin et quelques gouttes d'HE de menthe poivrée puis appliquez-le sur le front. Renouvelez aussi souvent que nécessaire.

À diffuser

Diffusez dans les pièces à vivre (chambre, bureau…) pendant une dizaine de minutes, une quinzaine de gouttes d'HE de lavande ou de lavandin et quelques gouttes d'HE de menthe poivrée, de préférence à l'aide d'un diffuseur électrique.

Mauvaise haleine

Les médecins l'appellent halitose, ceux qui en souffrent ne le savent pas toujours et l'entourage hésite souvent à la signaler… Une mauvaise haleine peut être due à un repas aillé, à l'alcool, au tabac, à une mauvaise hygiène bucco-dentaire ou à un dérèglement digestif… La lavande ne peut pas remplacer le dentiste, mais elle constitue un remède naturel immédiatement efficace dans tous les cas.

À avaler

Croquez un petit morceau de sucre sur lequel vous aurez versé 1 goutte d'HE de lavande vraie et 1 goutte d'HE de menthe poivrée.

En bain de bouche

Versez 2 c. à soupe d'hydrolat de lavande dans la bouche et faites un bain de bouche. Renouvelez entre les repas si besoin.

Morsures (chien, serpent...)

Se faire mordre n'est pas une partie de plaisir, non seulement c'est douloureux, mais si l'on ne désinfecte pas suffisamment, n'importe quelle bactérie peut s'engouffrer dans la lésion. Il arrive aussi que la morsure véhicule du venin (serpents) ou une zoonose (maladie transmise par les animaux) qui peut se révéler banale comme très préoccupante. Le réflexe huile essentielle est impératif : il assure une désinfection irréprochable et atténue la douleur. Évidemment, c'est en attendant de consulter un médecin pour qu'il examine la plaie, voire en attendant les secours appelés en urgence en cas de morsure grave (scorpion, serpent, chien...).

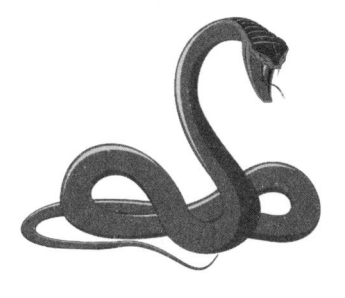

À appliquer

Lavez la plaie (eau + savon) et appliquez immédiatement après rinçage et séchage quelques gouttes d'HE de lavande aspic. Renouvelez très régulièrement cette application dans la journée. L'efficacité est spectaculaire.

Mycose cutanée

Les responsables de la mycose de la peau sont des champignons microscopiques appelés *dermatophytes*, qui se complaisent dans les endroits doux et chauds (plis cutanés sous les seins, entre les doigts, les orteils, sous les aisselles…). Les plaques rouges, suintantes, qui démangent beaucoup, ce sont eux.

À appliquer

Mélangez 3 ml d'HE de lavande aspic, 2 ml d'HE d'arbre à thé et 5 ml d'alcool à 90°. Appliquez quelques gouttes de la préparation sur la zone à traiter, 2 ou 3 fois par jour jusqu'à guérison complète, soit 2 à 3 semaines.

Mycose des pieds (pied d'athlète)

Elle s'installe entre les orteils, forme des lésions qui peuvent mettre la chair à vif, elle démange, fait peler les pieds… et pas moyen de s'en débarrasser uniquement avec une hygiène irréprochable. La mycose des pieds n'est pas dangereuse, mais une fois installée elle est difficile à déloger. Tandis que si elle est traitée à ses débuts, c'est une affaire de quelques jours. Les huiles essentielles sont de loin les plus efficaces pour éradiquer ce type de trouble.

À appliquer

Appliquez sur l'orteil (ou sur l'ongle atteint) 1 goutte d'HE de lavande vraie ou aspic et 1 goutte d'HE d'arbre à thé matin et soir jusqu'à disparition.

En bain de pieds

Mélangez 5 gouttes d'HE de lavande vraie ou aspic, 10 gouttes d'HE d'arbre à thé et 1 c. à café de base pour bain. Versez ce mélange dans une bassine d'eau chaude ou dans le bidet et plongez-y vos pieds. Profitez de ce moment pendant 20 minutes puis séchez avec soin. Renouvelez chaque jour jusqu'à disparition.

Nausées (femme enceinte)

Le premier trimestre de la grossesse, tandis qu'on est tout à sa joie de l'installation du petit locataire, apporte son lot de gênes. Pour certaines, c'est une fatigue insurmontable, pour d'autres, ce sont les nausées. C'est la faute aux hormones ! La fabrication du bébé requiert des bouleversements hormonaux dantesques au détriment de votre confort. On a beau se dire que c'est pour la bonne cause, pourquoi se forcer à subir stoïquement les nausées matinales quand l'HE de lavande peut les calmer ?

À avaler

Avalez 1 c. à café d'hydrolat ou diluez 1 goutte d'HE de lavande vraie dans 1 c. à café de miel, ou posez-la sur un sucre ou encore sur un comprimé neutre et laissez fondre en bouche. En cas «d'urgence», vous pouvez poser directement la goutte d'huile essentielle sous la langue. La première prise se fera avant le lever et vous renouvellerez jusqu'à 4 ou 5 fois dans la journée si nécessaire.

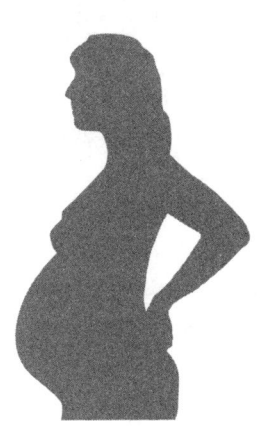

Névralgie

Une névralgie est par définition ultra-douloureuse car elle touche un nerf, sur les racines qui le rattachent au système nerveux central. Sciatique, cruralgie… partout où passe un nerf, il peut y avoir une névralgie. Les névralgies de la tête (névralgies d'Arnold, du trijumeau, de la mâchoire…) sont assez fréquentes et laissent souvent leurs victimes épuisées, démunies face à la douleur. La névralgie peut apparaître sans raison ou à la suite d'une simple pression, et ne plus jamais revenir. Ou au contraire s'inviter régulièrement, en crises répétées très douloureuses. Les traitements classiques sont souvent décevants et non spécifiques (repos, anti-inflammatoires, etc.). Certaines huiles essentielles, au contraire, sont extraordinairement antidouleur.

À appliquer

Appliquez 2 gouttes d'HE de lavande aspic le long du nerf atteint. Renouvelez si besoin.

Otite aiguë

L'otite est une inflammation, infectieuse ou non, siégeant dans l'oreille. Elle survient après une rhinopharyngite qui a un peu traîné, après un bain de mer ou en piscine, ou encore suite à un traumatisme de l'oreille (avion, plongée sous-marine). La guérison se fait de façon spontanée dans 85 % des cas, mais la surinfection éventuelle étant rapide, l'intervention de notre lavande est requise.

À appliquer

Mélangez 2 ml d'HE de lavande aspic et 3 ml d'HV de millepertuis. Appliquez quelques gouttes du mélange tout autour de l'oreille (1) ainsi que sur les chaînes ganglionnaires (2) (le long du cou), 3 fois par jour pendant 3 à 5 jours.

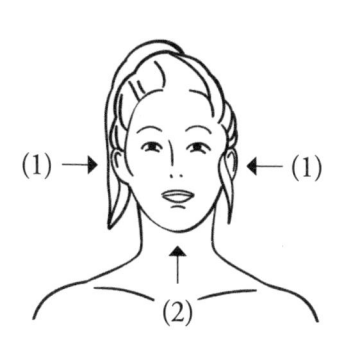

Palpitations

Un coup de stress, une poussée de fièvre, la consommation d'alcool, de tabac, de cannabis sont bien souvent des facteurs déclenchants. Le cœur s'emballe, on le sent galoper dans la poitrine comme s'il voulait s'en échapper. Les palpitations sont généralement sans rapport direct avec un trouble cardiaque, mais on a vite fait de se faire un film… L'HE de lavande vraie va apaiser l'emballement. Bien entendu, si l'événement se répète régulièrement, consultez un médecin, seul habilité à reconnaître le caractère « anormal » ou non d'une tachycardie (rythme cardiaque plus rapide que la normale).

À respirer

Déposez 1 goutte d'HE de lavande vraie sur chaque poignet et respirez profondément plusieurs fois dans la journée.

Panaris

Bien connu de ceux qui se rongent les ongles, le panaris est une infection du contour de l'ongle provoquée par une bactérie – un staphylocoque ou un streptocoque. Durant les premières heures, la douleur est discrète, juste une gêne. Puis elle s'amplifie et devient pulsatile, la zone atteinte, de plus en plus rouge, gonfle peu à peu : on a l'impression que quelqu'un tape dans le doigt.

À appliquer

Versez quelques gouttes d'HE de lavande ou de lavandin sur une compresse d'eau chaude (très très chaude) et appliquez tous les ¼ d'heure, ou au moins 4 ou 5 fois par jour pendant 2 ou 3 jours, puis, quand il est vidé, appliquez l'HE pure directement sur le bobo.

Pertes blanches (femme)

Il ne s'agit pas de s'alerter à propos de sécrétions génitales normales, celles que toute femme connaît et qui varient en importance et en consistance au fil du cycle menstruel. Les pertes blanches sont un écoulement vaginal non sanguin, donc «blanc» ou de toute autre couleur que «rouge». Elles doivent vous inquiéter dès lors que les pertes sont anormalement importantes, qu'elles brûlent, démangent, irritent ou sentent mauvais.

À appliquer

Mélangez 5 ml d'HE de lavande aspic et 5 ml d'HV de macadamia. Appliquez en massages 6 à 8 gouttes de ce mélange sur le bas du ventre et le dos, 4 fois par jour pendant 5 à 7 jours.

Piercing

Le piercing facial est devenu presque aussi banal que les oreilles percées, qui restent tous deux une agression pour la peau, donc une aubaine pour les bactéries. Choisissez avec soin votre pierceur, faites faire votre « trou » dans les règles de l'art, pas n'importe comment dans une arrière-boutique douteuse. Les médecins sont effarés des conséquences de certains piercings : infections locales, hépatites (B ou C), sida, maladies cardiaques… Fermez tout de suite la porte aux bactéries avec l'aide de la lavande.

À appliquer

Appliquez quelques gouttes d'HE de lavande vraie pure sur la zone piercée. Recommencez plusieurs fois dans la journée, jusqu'à cicatrisation.

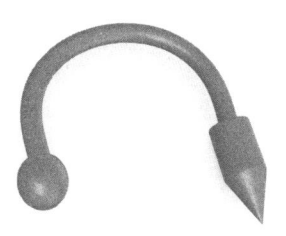

Piqûre d'aoûtat

Ces petites araignées rouges présentes dans l'herbe, les jardins, grimpent le long des jambes et sévissent en juillet, août, septembre.

Symptômes : minuscules taches qui en quelques heures deviennent papules en relief, puis vésicules très prurigineuses. Par excès de grattage, il peut survenir des lésions qui s'infectent et laissent des traces, cicatrices provisoires. Elles atteignent les régions du corps emprisonnées par des élastiques de vêtements (slip, soutien-gorge, haut de socquettes) ou des régions qui transpirent : aisselles, aine, derrière les genoux.

À appliquer

Le plus rapidement possible, appliquez quelques gouttes d'HE de lavande aspic pure directement sur toute la zone atteinte et renouvelez l'application toutes les demi-heures durant 2 heures puis matin et soir ensuite jusqu'à ce que les gratouillis cessent et qu'il n'y ait plus de traces de piqûre.

Piqûre d'araignée

Les araignées entrent dans les maisons en fin d'été et en automne, et mordent la chair fraîche le plus souvent dans la chaleur du lit.

Symptômes : à l'endroit de la morsure, apparaît une plaque plus ou moins volumineuse, douloureuse, inflammatoire et il peut même y avoir un ensemble de plaques, témoin des morsures en série. Piqûre bénigne mais prurigineuse.

À appliquer

Le plus rapidement possible, appliquez 2 ou 3 gouttes d'HE de lavande aspic ou de la formule complète de l'encadré (p. 138) sur les zones atteintes, massez pour bien faire pénétrer les HE anti-inflammatoires et antiseptiques.

Les symptômes à surveiller

En cas de douleurs musculaires, de crampes abdominales ou de malaise général, une hospitalisation s'impose, certaines espèces d'araignée étant toxiques.

Piqûre de guêpe, frelon, abeille

Hyménoptères attirés la journée par les sucres de nos tables de repas, dont on a peur et que l'on chasse d'où des représailles qui peuvent aller jusqu'à la piqûre, très douloureuse, très inflammatoire.

Symptômes : la piqûre est douloureuse, on peut voir une rougeur locale, un gonflement (œdème local) de quelques centimètres, une légère induration. Cette réaction s'accompagne parfois de démangeaisons. En fonction de l'endroit de la piqûre, le gonflement peut être plus important : par exemple au niveau du visage (paupières, ailes du nez, oreilles, lèvres) et du cou.

À appliquer

Le plus rapidement possible, essayez d'enlever le dard par succion, la chaleur de la salive le neutralise, n'ayez crainte, refroidissez le membre sous l'eau froide, et appliquez quelques gouttes d'HE de lavande aspic ou de la formule complète (p. 138).

> **Aux urgences !**
> Si la guêpe a piqué la gorge et que celle-ci enfle, le départ pour l'hôpital doit être immédiat.

Piqûre de moustique

Insectes bien connus qui ont tendance à envahir nos lieux de villégiature les soirs d'été, attirés par nos éclairages électriques : terrasses, séjours, chambres. Ils piquent les endroits découverts et non protégés.

Symptômes : petite lésion ronde, surélevée, blanche à rosée qui démange énormément. Dans nos régions, la piqûre dérange mais ne porte pas à conséquence. Même si on ne la traite pas, au bout de quelques heures, elle disparaît d'elle-même. Sous les tropiques, il en va autrement car les espèces de moustiques y véhiculent des parasites à l'origine du paludisme (Afrique, Asie, Amérique latine), des virus : dengue (Asie, Antilles, Polynésie), chikungunya (Réunion), fièvre jaune (Amérique du Sud, Afrique).

À appliquer

Le plus rapidement possible, appliquez 1 goutte d'HE de lavande aspic pure sur le point d'inoculation, faites pénétrer et renouvelez 1 ou 2 fois l'opération à 1 heure d'intervalle. Posez la goutte directement sur la piqûre. La démangeaison va céder très rapidement.

> **Formule complète polyvalente adaptée à toute piqûre et morsure, à avoir sur soi pour tout déplacement, tout l'été.**
>
> Dans un flacon de 15 ml, mélangez :
>
> HE lavande aspic....................3 ml
> HE hélichryse italienne.............1 ml
> HE géranium rosat....................2 ml
> HE eucalyptus citronné.............1 ml
> HE menthe poivrée..................1 ml
> HV calendula..........................7 ml
>
> Procédez à des applications immédiates et prolongées par tapotements réguliers toutes les 15 secondes pendant les 2 premières minutes puis tous les ¼ d'heure pendant les 2 premières heures. Résultats spectaculaires. Rien n'empêche d'en remettre 2 fois par jour les quelques jours qui suivent, si nécessaire.

Plaie

En temps normal, la peau barre le passage aux bactéries : lorsqu'elle est entamée, il y a risque de pénétration, donc d'infection. Toutes les huiles essentielles sont antiseptiques, mais celle de lavande est également cicatrisante et apaisante.

À appliquer

Lavez la plaie avec de l'eau et du savon, rincez abondamment. Puis désinfectez en appliquant directement 2 gouttes d'HE de lavande vraie ou aspic et renouvelez cette application 3 fois par jour jusqu'à cicatrisation. N'hésitez pas à dépasser la plaie afin d'aseptiser les abords pour repousser toute attaque bactérienne.

Poussée dentaire

Les joues rouges, l'appétit en berne, tout grognon, Bébé « fait ses dents ». Et il souffre ! Heureusement, il y a l'HE de lavande et le doigt de Maman, tout doux… Très efficace aussi sur les dents de sagesse douloureuses des grands enfants.

À appliquer

Mélangez 2 gouttes d'HE de lavande vraie et 5 gouttes d'HV de macadamia. Massez l'extérieur de la joue au niveau du bourgeon dentaire douloureux avec la préparation en dessinant de larges cercles pour bien couvrir la zone. Vous pouvez aussi masser la gencive avec 1 goutte du mélange, au doigt toujours.

Poux

Ils résistent à l'eau, se propagent comme une traînée de poudre… Du coup, on n'hésite pas à sortir l'artillerie lourde pour en finir une bonne fois pour toutes, en ayant recours à des produits souvent chimiques, parfois même toxiques, avec des effets secondaires démesurés par rapport au bénéfice recherché. C'est ballot, car certaines huiles essentielles possèdent de redoutables propriétés antiparasitaires naturelles auxquelles le pou ne résiste guère ! Notre lavande fait partie de celles-là : avec elle, c'est prévention ET guérison pour toute la famille. En outre, si vous avez une « tête à poux » (oui, ça existe bel et bien), vous pouvez en attraper plusieurs fois dans l'année, le recours à l'HE de lavandin n'a rien alors d'agressif pour la chevelure ni pour le cuir chevelu.

À appliquer

- **En prévention :** appliquez 2 gouttes d'HE de lavandin super derrière les oreilles de votre enfant avant son départ pour l'école.
- **En traitement :** posez 1 goutte d'HE de lavandin super, à différents endroits du cuir chevelu, plusieurs jours de suite.

+

Versez 10 gouttes d'HE de lavandin super dans la dose de shampooing et lavez les cheveux normalement ; ensuite passez le peigne à poux (en pharmacie).

> **Le vinaigre antipoux**
>
> L'avantage du vinaigre antipoux, c'est qu'on l'utilise sans avoir besoin de laver les cheveux avant ni après. Frictionnez chaque matin le cuir chevelu avec ce vinaigre de lavande que vous préparerez en ajoutant 10 ml d'HE de lavandin super à 50 cl de vinaigre d'alcool.

Rhumatismes (douleurs articulaires)

20 millions de Français souffrent quotidiennement de douleurs articulaires. Avec l'âge, les rhumatismes, très douloureux, s'installent aux coudes, aux poignets, aux mains, aux hanches, aux genoux, aux pieds, au dos, bref, partout où il y a des articulations. L'HE de lavande va apaiser la douleur.

À appliquer

Appliquez 4 à 5 gouttes pures d'HE de lavande vraie ou aspic sur les articulations douloureuses et massez légèrement.

Ou

Mélangez 5 ml d'HE de lavandin super et 10 ml d'HV d'arnica et massez les endroits douloureux avec une dizaine de gouttes de la préparation.

Rhume

Il nous guette, le plus souvent l'hiver… 200 virus capables de boucher notre nez ou de le faire couler, d'irriter notre gorge, de nous fatiguer, de nous faire éternuer et pleurer, de nous donner un peu de fièvre et mal à la tête en même temps, autrement dit : de nous enrhumer. « C'est juste un rhume », oui, mais ça nous empoisonne la vie, remplit nos poches de mouchoirs en papier, fait couler la moindre touche de maquillage et nous fait fonctionner au ralenti, la tête dans du coton. Et si vous décidez de le traiter par le mépris, c'est un mauvais calcul : mal soigné, il peut dégénérer en infection bactérienne (otite, bronchite, sinusite…). C'est donc un ennemi à prendre de vitesse. Réagissez rapidement. D'autant qu'il peut sévir en toute saison.

À diffuser

Diffusez 10 gouttes d'HE de lavande vraie et 5 gouttes d'HE de ravintsara ou d'eucalyptus radié dans l'air ambiant à l'aide d'un diffuseur électrique, 3 ou 4 fois par jour pendant 3 à 5 jours.

En inhalation

Versez 4 gouttes d'HE de lavande aspic et 2 gouttes d'HE d'eucalyptus radié dans un bol d'eau très chaude, recouvrez votre tête et le bol d'une serviette et restez dessous pendant 5 minutes en respirant profondément les vapeurs aromatiques. Ne sortez pas avant 1 heure ou 2.

Spasmes digestifs

Difficulté à digérer, anxiété, virus… le système digestif est l'endroit privilégié du corps dès qu'il s'agit d'exprimer un inconfort. Les spasmes digestifs sont aussi très communs chez les enfants. La douleur peut être brutale (au point de faire penser à un problème cardiaque chez les sujets hypocondriaques) ou bien s'installer progressivement, avec une sensation de ballonnements. La lavande maîtrise facilement cette douleur.

À appliquer

Massez doucement l'estomac et le ventre avec quelques gouttes d'HE de lavande vraie 3 fois par jour.

À avaler

Versez 2 gouttes d'HE de lavande vraie directement sous la langue ou sur un support (comprimé neutre, miel ou huile d'olive) et avalez 3 ou 4 fois par jour au moment des douleurs.

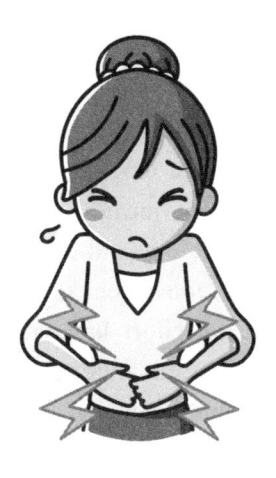

Spasmes musculaires

Ça ressemble à une crampe. Comme une crampe, c'est une contraction soudaine qui affecte un ou plusieurs muscles et contraint le sportif à cesser toute activité. Mais c'est plus long à soigner qu'une crampe…

À appliquer

Appliquez 4 à 5 gouttes d'HE de lavande vraie ou aspic ou de lavandin diluées dans 10 gouttes d'HV d'arnica (ou autre) sur le muscle douloureux et massez légèrement. Renouvelez plusieurs fois si nécessaire.

Tendinite

Les tendons relient les muscles aux os, chaque muscle a un ou des tendons à chacune de ses extrémités. Ils sont formés de fibres, un peu comme une corde : quand le tendon est trop sollicité, par un mouvement répétitif, une mauvaise position, un effort longtemps soutenu… une inflammation se manifeste, c'est une tendinite. Très douloureuse, même au repos, elle l'est encore plus quand on bouge la zone concernée ou qu'on la palpe.

À appliquer

Mélangez 5 ml d'HE de lavande vraie ou aspic ou de lavandin super et 5 ml d'HV d'arnica. Appliquez quelques gouttes de ce mélange sur les tendons douloureux 2 ou 3 fois par jour pendant 10 jours (si besoin). Doucement! Pas de massage!

Toux sèche

C'est une toux sans expectoration, on n'a rien à cracher, juste la sensation de s'arracher les bronches à chaque quinte. Plus on tousse, plus on s'irrite et plus on a envie de tousser. La toux sèche est épuisante pour le sujet atteint comme pour l'entourage, qui se sent impuissant et agacé. À force de tousser à vide, les muscles du thorax jusqu'aux abdos, parfois, se contractent et se fatiguent.

À appliquer

Appliquez 3 gouttes d'HE de lavande aspic diluées dans 5 gouttes d'HV de noisette sur le thorax et le haut du dos, 3 fois par jour jusqu'à amélioration des symptômes.

À avaler

Versez 2 gouttes d'HE de lavande aspic dans 1 c. à café de miel (vous pouvez la plonger dans un verre d'eau ou une tisane de thym si vous le souhaitez) et renouvelez 2 ou 3 fois par jour.

À diffuser

Diffusez une quinzaine de gouttes d'HE de lavande aspic dans les pièces à vivre à l'aide d'un diffuseur électrique, plusieurs fois par jour.

Ulcère à la jambe

L'ulcère à la jambe est une lésion chronique de la peau, c'est-à-dire qui se referme difficilement. Il arrive que la plaie creuse la chair jusqu'à l'os. Il est principalement dû à un problème vasculaire (veineux ou/et artériel). La lavande apporte ses bienfaits bactéricides et cicatrisants.

À appliquer

Mélangez 3 ml d'HE de lavande vraie ou aspic ou de lavandin super, 3 ml d'HE d'hélichryse et 4 ml d'HV de rose musquée. Appliquez localement 6 gouttes de ce mélange 3 fois par jour et laissez le membre atteint le plus possible à l'air.

Urticaire

On la confond parfois avec l'eczéma. Contrairement à ce dernier, qui apparaît longtemps après le contact à problème, l'urticaire sévit toujours immédiatement après l'exposition à l'allergène. Par ailleurs, elle n'est pas locale ou isolée – on ne fait pas d'urticaire à une agrafe de soutien-gorge –, mais générale, suite à une piqûre d'insecte ou à l'ingestion d'un médicament auquel on est allergique. En plus, comme elle siège plus profondément dans la peau, les signes sont un peu moins spectaculaires : on ne «pèle» pas, il n'y a pas de cloques, ce qui veut dire qu'on ne craint pas les cicatrices. Parfois aussi, cette réaction allergique peut se «déplacer». L'eczéma, lui, est sédentaire!

> **Portrait-robot de l'urticaire**
>
> - J'ai des boutons ou des plaques rouges, gonflées, comme si j'avais touché des orties.
> - Ça démange et ça fait mal.
> - J'ai comme des «placards» rouges n'importe où sur le corps (sur les chevilles par exemple).
> - Ça peut revenir régulièrement ou non.

À appliquer

Posez 5 gouttes d'HE de lavande vraie ou de lavandin super mélangées à ½ c. à café d'HV d'amande douce sur la zone malade.

Varicelle

Cette maladie infantile bénigne se manifeste, dans un premier temps, par des boutons rouges assez discrets, remplacés par de véritables vésicules remplies d'un liquide clair, voire des bulles sur tout le corps dans les 5 jours. Vient ensuite le temps de la cicatrisation, au cours de laquelle les croûtes tombent (qu'elles soient grattées ou non) et laissent parfois la place à des cicatrices indélébiles… Dès l'éruption des boutons, les démangeaisons peuvent tourner au calvaire avec, au minimum, quelques belles nuits d'insomnie à prévoir. Nos préparations ont une triple action : désinfectante, apaisante et gommante pour les éventuelles traces que laissent les cicatrices, surtout les premiers boutons, souvent les plus «incrustés»!

À appliquer

Diluez 5 ml d'HE de lavande vraie ou de lavandin super dans 5 ml d'HV de calendula. Massez légèrement le corps 3 ou 4 fois par jour avec ce mélange. N'insistez pas trop lors de l'application pour ne pas réveiller les démangeaisons.

+

Talc aromatique : mélangez intimement au mortier et au pilon 100 g de talc de Venise et 5 ml d'HE de lavande vraie. Transvasez dans un flacon poudreur. Saupoudrez le corps plusieurs fois par jour et répartissez la poudre, du plat de la main, sur toutes les parties atteintes.

Vergetures

Encore une fois, nous ne sommes pas tous logés à la même enseigne : certains prennent 25 kg (grossesse, arrêt d'un sport intensif…), puis les perdent sans laisser de traces, d'autres voient apparaître les fameuses vergetures pour avoir porté des vêtements trop serrés pendant quelques années ou lors d'une grossesse… La peau est souple, mais selon sa nature, elle peut craquer, laissant la place à de disgracieuses vergetures. Et une fois installées, elles ne sont pas faciles à déloger ; mieux vaut vraiment s'en occuper avant (prise de poids, début de grossesse…) pour prévenir leur apparition.

À appliquer

Mélangez 5 ml d'HE de lavande aspic, 5 ml d'HE de géranium Bourbon et 5 ml d'HV de germe de blé. Appliquez 6 à 10 gouttes de ce mélange 2 fois par jour sur les zones à risques matin et soir.

Vertiges, étourdissements

Il existe plus de 150 causes de vertiges… Avant de déterminer le traitement à y apporter, il faut prendre en compte les conditions de leur survenue, leur fréquence, etc. On connaît bien le symptôme, qui a donné naissance à la fameuse expression « avoir la tête qui tourne », tandis que ce sont les objets environnants qui semblent valser. Passer de la station assise à la position debout est une source fréquente d'étourdissement, c'est la pression artérielle qui est ici en cause. Lorsque cela leur arrivait, nos arrière-grands-mères disaient, dans un souffle : « Donnez-moi mes sels ! ». Vous, vous direz : « Vite, ma lavande ! »

En bain

Mélangez 10 gouttes d'HE de lavande vraie, 5 gouttes d'HE de menthe poivrée et 1 c. à café de base pour bain. Lorsque le bain à 37 °C est coulé, versez ce mélange dans la baignoire et plongez-vous dans l'eau pendant 20 minutes.

À respirer

Versez 1 goutte d'HE de lavande vraie + 1 goutte d'HE de menthe sur un mouchoir et respirez plusieurs fois jusqu'à recouvrer vos esprits.

> **Urgence !**
>
> Lorsque vous sentez venir le vertige, ouvrez vite votre flacon de lavande et passez-le sous vos narines. Respirez profondément.

Zona

Nous portons presque tous le virus du zona en nous, car le premier contact a eu lieu dans notre petite enfance, avec la varicelle, causée par le même virus. Certains ne développeront jamais de zona, d'autres oui. Le virus dans ce cas infecte un nerf, raison pour laquelle il est si douloureux. Le zona est très, très pénible, mais il est généralement sans danger, sauf exception. Les douleurs ressemblent à des brûlures ou à des piqûres d'ortie profondes. Le bain proposé p. 155 apporte un grand soulagement, d'autant que parfois la douleur est si vive qu'on ne supporte même plus le contact du tissu sur la peau : dans l'eau, cette sensation est amoindrie.

À appliquer

Mélangez 10 ml d'HE de lavande aspic, 5 ml d'HE de niaouli, 5 ml d'HV de calendula et 10 ml d'HV de millepertuis. Appliquez localement quelques gouttes de ce mélange (sur les vésicules et le long du trajet nerveux douloureux), 6 à 10 fois par jour jusqu'à la guérison, c'est-à-dire pendant 10 à 15 jours.

+

Entre deux applications d'HE, soulagez-vous en posant sur la zone irritée des compresses imbibées d'hydrolat de lavande, autant de fois que nécessaire.

En bain

Mélangez 10 gouttes d'HE de lavande aspic, 10 gouttes d'HE de ravintsara, 5 gouttes d'HE de menthe poivrée et 1 c. à soupe de base pour bain. Faites couler de l'eau, plutôt chaude si vous le supportez (38-39 °C), puis versez la totalité du mélange dedans. Plongez-vous deux fois par jour dans un tel bain antidouleur et antiviral, pendant 20 minutes. Ne vous rincez pas pour continuer à profiter des principes actifs des huiles essentielles.

CHAPITRE 5

Lavande maligne pour beauté fatale et massages bien-être

Elle est l'amie de toutes les peaux, de la plus fatiguée à la plus sèche, sans oublier celle assiégée par l'acné. Elle regonfle le tonus des organismes les plus déprimés, apaise les plus noués et promet un endormissement serein à tous. Elle favorise l'élimination des toxines par les urines et la sueur, chasse les migraines, voile le corps de sa fine odeur fleurie… méfiez-vous, la lavande pourrait bien prendre la place de tous vos produits de beauté!

Après-soleil coupe-feu

Essayez ce baume sur une peau chauffée par le soleil, il apaise et revitalise les tissus. Versez 50 gouttes d'HE de lavande vraie ou aspic dans 50 ml d'HV de noyaux d'abricot, mélangez bien. Gardez cette huile sèche à portée de bain, elle prolongera votre été pendant plusieurs mois : éliminez-la lorsque son odeur vire. L'HV de noyaux d'abricot nourrit la peau et réveille son éclat ; l'HE de lavande est un coupe-feu exceptionnel et favorise la cicatrisation.

Sur la peau rougie, appliquez des compresses ou tissus propres imbibés de grandes quantités d'hydrolat de lavande apaisant. Conservez votre flacon au réfrigérateur pour renforcer l'effet fraîcheur.

Bains

Peau de pêche

Tandis que l'eau du bain coule, mélangez 500 g de gros sel gris de mer et 10 gouttes d'HE de lavande vraie dans un bocal. Fermez-le et agitez pour bien mélanger. Versez les sels dans la baignoire. Brassez un peu l'eau avant de vous y plonger et restez-y 15 à 20 minutes, en ajoutant de l'eau chaude si besoin. L'effet peau douce du sel combiné à la lavande satine le corps d'un voile parfumé.

Ressourçant

Dans un récipient avec bouchon, versez 2 verres à moutarde de lait en poudre, 1 verre d'eau et 20 gouttes d'HE de lavande vraie. Visser le bouchon et agitez énergiquement pour obtenir une consistance homogène. Faites couler un bain bien chaud, versez votre précieux mélange et coulez-vous dedans : fermez les yeux… vous êtes Cléopâtre qui se ressource dans son bain au lait d'ânesse… Savourez ce moment de détente où l'HE de lavande vous réchauffe durablement.

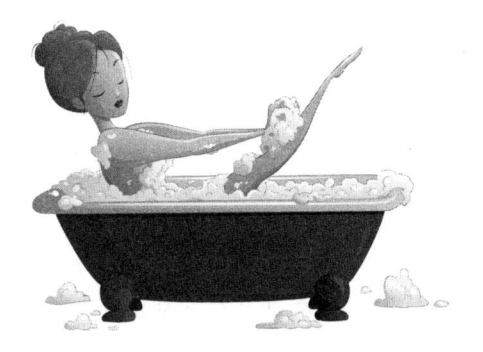

Tisane de bain cocoon

Dans une casserole contenant 1 litre d'eau froide, jetez environ 60 g de fleurs de lavande séchées. Faites chauffer à feu doux pendant ½ heure, puis laissez refroidir hors du feu à l'abri sous un couvercle. À l'aide d'une passoire, filtrez puis versez l'eau de lavande ainsi obtenue directement dans l'eau du bain.

Vous aimeriez vous offrir ces petits moments cocoon plus souvent et qu'ils soient plus spontanés ? Préparez des petits sachets en mousseline remplis de lavande séchée et bien fermés par un lien : au moment du bain, placez un sachet sous le robinet tandis que l'eau chaude coule. Une fois bien détendu dans votre bain, vous pouvez vous frictionner avec le sachet pour profiter à plein des vertus apaisantes de la lavande pour la peau.

Relax au miel

Ce bain de miel fera le délice des gourmandes et de tous les grands enfants. Dans le bol du mixeur, jetez 3 c. à soupe de fleurs de lavande séchées, faites tourner jusqu'à obtenir une poudre. Chauffez 35 cl de lait, incorporez-y la poudre de lavande et 4 c. à soupe de miel de lavande. Transvasez le mélange dans un bocal avec couvercle. Pendant que le bain coule, versez la moitié de votre lait de miel à la lavande. Conservez l'autre moitié du mélange au frais (bas du frigo pendant 5 jours maximum) pour un prochain bain gourmand.

Fatigue de la journée : bain zen

Certains soirs, on est épuisé, les jambes plombées, le dos fracassé et en même temps, on se sent tendu, crispé de l'intérieur… une boule de nerfs. Dans ces moments-là, on rêve de se débarrasser de cette chape de plomb tout en retrouvant un peu de sérénité. Ce bain apporte tout cela. Sa belle teneur en magnésium va délier et soulager les raideurs, tensions et douleurs articulaires, et même booster le processus de détoxification de l'organisme. Les huiles essentielles, de leur côté, vont apaiser l'agitation intérieure et préparer le corps à un sommeil réparateur.

Dans un saladier, versez 150 g de sel d'Epsom (en boutique diététique ou sur Internet), 60 g de bicarbonate de soude, 10 gouttes d'HE de lavande vraie et 10 gouttes d'HE de mandarine, mélangez bien. Faites couler un bain bien chaud, versez le mélange, puis glissez-vous dedans pour

20 minutes de bien-être. Maintenez la température (environ 37 °C) jusqu'au bout.

Sels de bain rose-lavande

L'huile végétale de rose musquée est un must. Pour profiter à plein de ses vertus combinées à celle de la lavande, mariez-les dans un bain. Dans un bol, mélangez une poignée de gros sel marin, 2 c. à soupe de fleurs de lavande séchées et 1 c. à soupe d'HV de rose musquée. Versez le tout sous l'eau du bain qui coule et barbotez pendant 15 minutes.

Cheveux

Cassants

Fibreux façon étoupe ou ternes et sans élasticité, le résultat est le même ; vos cheveux ne prennent plus la lumière, crissent sous la brosse et sont vraiment trop rebelles ! Un masque régénérant s'impose. Notez que les quantités indiquées sont prévues pour des cheveux courts ou mi-longs fins ; si vous êtes l'heureuse propriétaire d'une toison épaisse ou de cheveux longs, doublez les doses.

Dans une petite casserole (un système bain-marie est bien plus pratique), versez 3 c. à soupe d'huile de ricin, 10 gouttes d'HE de lavande vraie et 5 gouttes d'HE de sauge sclarée. Faites tiédir le mélange au bain-marie (la petite casserole dans une grande remplie d'eau bouillante) et appliquez-le aussitôt sur cheveux secs. Massez en petits cercles pour faire pénétrer, puis emmaillotez votre tête dans du film plastique et recouvrez d'une serviette chauffée. En version expresse, conservez le masque 1 heure, pas moins. Si vous supportez le film, tenez toute une nuit, le traitement n'en sera que plus bénéfique. Lavez vos cheveux avec votre shampooing habituel et finissez de les booster avec un dernier rinçage composé de 1 litre d'eau tiède additionnée de 2 c. à soupe de vinaigre de cidre.

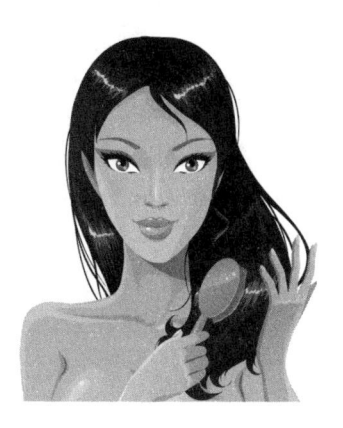

Ternes

Voici un «rinçage soleil» pour toute la famille! Avec lui, Papa-cheveux-gras retrouve des cheveux durablement brillants grâce au pouvoir équilibrant de la lavande sur le sébum; Maman-cheveux-tristes se débarrasse de la gangue de calcaire qui étouffe sa chevelure et Bébé-à-poux (à partir de 30 mois) se voit débarrassé de ses importuns.

Dans un bocal, versez 1 litre de vinaigre de cidre puis jetez-y 100 g de fleurs de lavande (fraîches ou séchées). Laissez macérer au minimum 1 semaine (10 jours, c'est parfait). Filtrez pour ne garder que le jus : votre rinçage soleil est prêt à l'emploi. Dans la dernière eau de rinçage du shampooing ou tout simplement vaporisé sur cheveux secs, il réveille l'éclat des cheveux et embaume.

Trop pressé pour patienter 10 jours? Versez 25 gouttes d'HE de lavande vraie ou de lavandin super dans une bouteille de vinaigre de cidre (75 cl). Laissez reposer 1 journée, mélangez bien et utilisez sans attendre.

À pellicules

Dans un flacon spray, versez 40 cl d'eau minérale et 10 gouttes d'HE de lavande vraie ou de lavandin super. Agitez bien. Deux fois par semaine, vaporisez les cheveux dans leur ensemble en insistant un peu sur les racines. Pensez à bien agiter le flacon à chaque vaporisation. Faites le test « buvard noir » : on découpe une languette de buvard, ou de papier à dessin, de couleur noire et on l'applique à la racine des cheveux, un bon moyen de vérifier qu'on a ou non éradiqué les pellicules. Recommencez l'application pendant 1 mois si nécessaire.

Shampooing bio Cigalou : la recette

Sans phtalates, sans paraben et même sans emballage, confectionnez vous-même ce shampooing 100 % bio, délicieusement parfumé !

Ingrédients : 100 g de savon de Marseille en paillettes ou en bloc, 10 cl d'eau, 5 g d'huile d'olive vierge, 20 gouttes d'HE de lavande vraie, 1 moule en silicone ou un petit récipient en plastique souple pour mouler le shampooing-savon.

Préparation : Dans un récipient, au bain-marie, versez l'eau et le savon en paillettes, ou râpez le bloc, et remuez sans cesse à feu moyen. Le mélange doit être bien homogène, comme une pâte. Ajoutez

→

> l'huile d'olive et remuez à nouveau pour l'incorporer. Hors du feu, mais toujours au bain-marie, ajoutez l'HE de lavande vraie et remuez. Quand la pâte est blanche, épaisse et collante, versez-la dans le moule en plastique.
>
> Patientez jusqu'à ce que votre shampooing se soit solidifié ; il est sec, vous pouvez le démouler et le remettre à sécher 1 journée sur une surface qui ne colle pas.
>
> **Mode d'emploi :** Mouillez bien vos cheveux et passez le shampooing-savon dessus, dessous, partout. Frictionnez le cuir chevelu, ça mousse mais pas trop, puis rincez. Recommencez l'opération et, cette fois-ci, rincez longuement à l'eau tiède (froide, c'est mieux, mais en aurez-vous le courage ?).

Gras

On vous a demandé récemment la marque de votre gel coiffant « effet mouillé » si bluffant, et vous êtes resté sans voix… car vous ne mettez pas de gel sur vos cheveux… Il est temps d'adopter cette lotion bio armée pour combattre l'excès de sébum, non ?

Récupérez (ou achetez) un flacon avec bouchon spray et versez-y 10 cl de vodka, 5 gouttes d'HE de romarin à verbénone et 15 gouttes d'HE de lavande vraie ou de lavandin super. Agitez pour bien mélanger. Une fois par semaine, sur cheveux secs, vaporisez la lotion plutôt sur les racines et frictionnez doucement quelques minutes. Inutile de rincer : séchez ou laissez sécher vos cheveux à l'air libre.

Secs

En été, ils font l'effet d'un fétu de paille posé sur votre crâne ; en hiver, ils se dressent sur votre tête à l'arrivée de la neige… vous le savez, c'est votre lot, vous avez hérité des cheveux fins et secs de votre mère, merci Maman ! Faites un petit geste pour eux qui, à terme, aura un grand effet sur votre moral : dans votre flacon de shampooing habituel, versez 10 gouttes d'HE de lavande vraie, agitez pour bien mélanger. Quand vous vous lavez les cheveux, laissez le shampooing « agir » 3 minutes avant de passer au rinçage.

Détox : jetez les toxines avec l'eau du bain

Notre alimentation trop riche combinée à un manque d'exercice physique a montré la nécessité de suivre une cure détox de temps en temps. Au programme, des aliments drainants pour éliminer les toxines, des exercices respiratoires pour favoriser l'oxygénation et, c'est ce qui nous intéresse ici, des bains aidant à décrasser nos fonctions vitales.

Faites couler un bain très chaud et arrangez-vous pour que la salle de bains conserve bien la chaleur. Dans 1 c. à soupe de base pour bain (en pharmacie), diluez 10 gouttes d'HE de lavande. Vous pouvez éventuellement utiliser du lait, en poudre ou non, comme base pour bain, le principe est de ne pas mettre l'huile essentielle pure, car elle ne se mélangera pas dans l'eau et remontera à la surface. Versez votre petit mélange HE-base dans le bain, brassez un peu et… glissez-vous dans la baignoire pour 20 minutes de volupté. Et de détox ! Car vous allez transpirer (oui ! on transpire dans l'eau) et éliminer des toxines ! La circulation du sang est boostée, les cellules mortes sont balayées et les pores purifiés ! D'ailleurs, c'est une bonne habitude à prendre, sauf si vous avez une mauvaise circulation sanguine : un bain détox 2 fois par semaine favorise durablement l'élimination des toxines. Attention ! le bain doit être chaud du début à la fin, ajoutez de l'eau chaude au fur et à mesure qu'il refroidit. Ne vous rincez pas afin de continuer à profiter des principes actifs de l'huile essentielle. Pensez à préparer un peignoir (chaud, c'est divin) pour vous emmitoufler !

Épilation : baume apaisant

Cette huile jetée sur le feu de l'épilation aura l'effet d'un extincteur ! Nous devrions parler de baume, plutôt que d'huile, tant la sensation hydratante et apaisante est instantanée. Versez dans un récipient 30 ml de gel d'aloe vera, 3 gouttes d'HE de lavande vraie ou aspic et 5 ml d'HV d'onagre. Mélangez pour obtenir une consistance homogène. Aussitôt après vous être épilée, enduisez la zone concernée d'une fine couche de votre baume coupe-feu : vous sentez votre peau se gorger, se détendre… apaisée et régénérée à la fois.

Gel-douche nature

Dans un flacon à pompe de 40 cl, ou une simple bouteille en plastique, versez 150 ml de savon de Marseille liquide, 6 gouttes d'HE de lavande vraie, 1 c. à soupe d'HV d'amande douce (facultatif si vous avez la peau douce) et complétez avec 200 ml d'eau minérale. Agitez bien. Si vous préférez en préparer une plus grande quantité, mieux vaut alors ajouter dans la préparation 4 gouttes de vitamine E (en pharmacie ou sur Internet), qui lui éviteront de rancir.

Gommage visage gourmand

Dans un petit récipient, versez 1 goutte d'HE de lavande vraie dans 1 c. à soupe de farine d'avoine, puis complétez avec de l'eau minérale de façon à obtenir une pâte souple. Prélevez une noisette de pâte, appliquez-la sur le visage en dessinant des petits cercles. Insistez sur les «zones grasses» telles que le front, le nez, le menton en évitant le contour des yeux, où la peau est très fine. N'oubliez pas le cou. Laissez poser 2 minutes… la lavande répare, l'avoine chasse les cellules mortes. Rincez abondamment à l'eau fraîche.

À raison d'une fois par semaine, ce gommage doux vous assure une peau saine et lumineuse; et vous laisse largement de quoi cuisiner de délicieuses **galettes minceur à la farine d'avoine.**

Recette de galettes à la farine d'avoine

Dans un bol, mélangez à la fourchette 150 g de farine d'avoine, 35 cl de lait, 2 œufs entiers, 1 pincée de sel, 1 pincée de sucre et 1 goutte d'HE de lavande. Laissez reposer 15 minutes à température ambiante. Dans une poêle chaude avec un peu de matière grasse faites cuire en petites galettes 2 minutes sur chaque face.

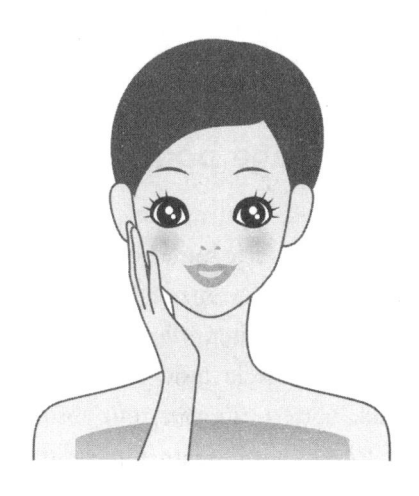

Gommage corps seconde peau

Un bon gommage bien vivifiant, qui réveille l'épiderme, l'assainit et le nourrit, c'est idéal pour faire peau neuve! Et recommandé, par exemple, 1 mois avant le départ en vacances au soleil, à raison d'un gommage par semaine. Dans un récipient, versez 150 g de gros sel de mer, 100 g de fleurs de lavande séchées, 375 ml d'HV d'amande douce et 25 gouttes d'HE de lavande vraie. Mélangez soigneusement puis transvasez dans un pot avec couvercle. Prélevez une noix du mélange et appliquez sur le corps en formant des cercles. Insistez sur les zones à peau calleuse : genoux, coudes, talons… Rincez à grande eau, tiède, et terminez par un jet d'eau froide.

Huile anti-âge pour le corps

Peaux fatiguées, vieillissantes, décolletés froissés… tremblez! Cette huile bourrée de vitamines vous donnera un coup de fouet bien mérité. Appliquée au coucher, elle va faire son travail de repassage toute la nuit, sans vous déranger. Au matin, votre peau aura tout absorbé et sera plus douce dès la première application.

Dans un flacon qui ferme hermétiquement, versez 50 ml d'HV d'avocat, 5 gouttes d'HE de lavande vraie et 5 gouttes d'HE de géranium rosat. Secouez pour bien mélanger. Vous pouvez vous en enduire des pieds à la tête, si ça vous chante, elle est bonne pour tout ! Glissez-vous aussitôt sous la couette, sans crainte de la tacher, car l'huile d'avocat est immédiatement absorbée. Si vous préférez préparer davantage d'huile anti-âge pour en avoir toujours sous la ride naissante, n'hésitez pas, le mélange se conserve 3 mois. Son odeur qui tourne vous indiquera le moment de la renouveler.

Lait démaquillant tendre

Jetez 6 c. à soupe de fleurs de lavande (fraîches ou séchées) dans ½ litre d'eau et portez à ébullition. Hors du feu, faites infuser une vingtaine de minutes puis filtrez. Quand l'eau de fleurs est refroidie, versez-y 4 c. à soupe de crème fraîche et 2 c. à soupe d'HV d'amande douce. Mélangez bien, puis versez dans un flacon (à pompe, c'est plus pratique). Secouez bien le flacon avant de vous démaquiller.

Et puisque vous avez décidé de protéger la planète (et votre porte-monnaie) en utilisant un produit maison 100 % biodégradable, allez jusqu'au bout en vous offrant des carrés de coton biodégradables eux aussi.

Lotion coiffante refresh

Quand les cheveux ont tendance à regraisser rapidement, c'est l'enfer entre deux shampooings : reflets gras-mouillés à la racine et pointes ternes, zéro volume… Cette lotion coiffante va revigorer vos cheveux, qui garderont souplesse, éclat et vigueur jusqu'au shampooing suivant.

Dans un petit flacon (à pompe, c'est plus pratique), versez 20 gouttes d'HE de lavande vraie ou de lavandin super, 20 gouttes d'HE de romarin à cinéole, 10 gouttes d'HE de géranium rosat et complétez avec de l'HV de jojoba, non grasse. Un pschitt, ou quelques gouttes, dans le creux de la main, puis passez la lotion uniformément dans vos cheveux. Ne rincez pas et procédez au séchage habituel.

Mains protégées

Les lavandières vous voleraient cette recette, si elles exerçaient encore! Imaginez leur vie, passée les mains dans l'eau à laver le linge des autres par n'importe quel temps : en hiver, il fallait même briser la glace du lavoir pour tremper le linge! À ce rythme, leurs mains n'étaient que gerçures, crevasses et rides. Cette recette aide à avoir le réflexe mains douces : sachant que vous disposerez d'un *cold-cream* maison, il vous sera plus facile de l'utiliser chaque jour après la vaisselle et les travaux ménagers.

Dans un récipient allant au bain-marie versez 10 g de cire d'abeille et 25 g de beurre de cacao. Faites-les fondre en mélangeant bien. Ajoutez 60 ml d'HV d'amande douce sans cesser de remuer. Hors du feu et après avoir laissé refroidir, versez 15 gouttes d'HE de lavande vraie ou de lavandin super et mélangez à nouveau. Versez la crème dans un pot avec bouchon.

Massage décolleté raffermissant

Les huiles végétales d'onagre et de bourrache sont réputées pour repulper les peaux les plus fragiles et déshydratées. Mélangez 3 gouttes d'HE de lavande vraie avec 10 gouttes d'HV d'onagre ou de bourrache. Massez doucement vos seins chaque jour après la douche avec cette préparation en remontant vers le cou.

Massage sommeil

Préalable incontournable ici, vous devez être deux : un masseur et un chanceux, qui n'aura qu'à se couler sous la couette pour une bonne nuit de sommeil réparateur. Soignez l'ambiance, on se relaxe mieux dans une pièce calme et tamisée que dans un hall de gare. Versez 10 gouttes d'HE de lavande vraie dans 2 c. à soupe d'HV de macadamia, mélangez. Le masseur, après s'être chauffé les mains, prélève de l'huile à la lavande et fait un long massage du dos, puis des membres.

Ongles réincarnés

Il y a deux façons de traiter des ongles cassants ou trop mous : par le mépris ou en passant à l'action. Dans le premier cas, on a toujours une lime sur soi et on répare les dégâts ponctuellement. Dans le second, on vole 15 minutes à son emploi du temps de ministre et on confectionne cette huile gorgée de vitamine C et d'acides gras essentiels. Dans un bol, versez un fond d'huile d'olive (suffisamment pour tremper au moins les ongles d'une main) légèrement chauffée, 5 gouttes d'HE de lavande vraie ou de lavandin super et le jus de 1 citron. Une fois par semaine, laissez tremper vos ongles dans le bol une dizaine de minutes. Séchez bien et appliquez une crème hydratante.

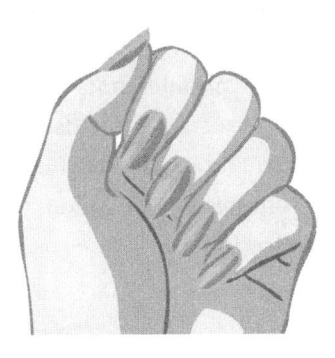

Peau de crocodile : à l'eau !

Des sels de bain qui s'occupent de réhydrater votre peau sèche pendant que vous vous la coulez douce… tentant, non ? Dans le bol du mixeur, jetez 100 g de fleurs de lavande séchées, 100 g de gros sel gris marin et 200 g de flocons d'avoine. Faites tourner à vitesse maximale, le but est de réduire le tout en poudre. À l'heure du bain, prélevez l'équivalent d'une tasse de vos « sels » et versez-la sous le jet du robinet.

Pour conserver les vertus de vos sels maison, trouvez-leur un bocal avec couvercle.

Peau fatiguée réveillée en douceur

Portez 20 cl d'eau de source à ébullition, jetez-y une poignée de fleurs séchées de lavande et laissez infuser 15 minutes hors du feu. Filtrez le mélange et versez dans un flacon. Imbibez un coton de cette lotion florale et appliquez sur la peau en compresses. La lotion se conserve 10 jours au réfrigérateur.

La lotion florale à la lavande adoucit et raffermit la peau. Grâce à ses propriétés antiseptiques et calmantes, elle rééquilibre aussi les peaux mixtes.

Peau grasse : soin complet

Étape 1 : Bain de vapeur désincrustant. Le principe est vieux comme le monde et très efficace : la vapeur ouvre les pores de la peau, et les composés antiseptiques de la lavande et équilibrantes du romarin s'y engouffrent pour chasser les impuretés et laisser une peau nette. Dans une casserole, versez 25 cl d'eau et ajoutez 1 c. à soupe de fleurs de lavande et 1 c. à soupe de feuilles de romarin. Portez à ébullition, mais ne laissez bouillir qu'une minute. Hors du feu, faites infuser 5 minutes et versez sans tarder dans un bol en filtrant les fleurs. Placez votre visage au-dessus de la vapeur, fermez les yeux, couvrez votre tête avec une serviette éponge et profitez de ce soin désincrustant pendant 10 bonnes minutes.

Étape 2 : Masque traitant. Profitez de ce que vos pores sont ouverts et assainis pour faire ce masque dédié aux peaux grasses et à tendance acnéique. L'HV de jojoba conviée ici a la propriété de réguler le sébum et resserrer le grain de la peau. Dans le bol du mixeur, jetez une poignée de fleurs de lavande, puis versez 2 c. à soupe d'HV de jojoba et 2 c. à café de crème fraîche. Mixez jusqu'à ce que les fleurs soient intimement mêlées à l'huile et à la crème. Appliquez le masque sur votre visage en évitant le contour des yeux. Laissez poser 20 minutes, puis rincez soigneusement à l'eau claire.

Étape 3 : Crème hydratante. Pas de soin complet sans hydrater : au moment d'utiliser votre crème de jour habituelle, ajoutez 1 goutte d'HE de lavande vraie et 1 goutte d'HE de géranium rosat à votre dose quotidienne. Mélangez et appliquez comme d'habitude.

Peau relâchée revitalisée

Lendemain de fête, insomnies à répétition ou simple coup de mou, les occasions de se fabriquer une mine de papier mâché sont nombreuses…

Voici une recette de masque express facile à réaliser et avec coup d'éclat garanti pour revitaliser votre teint en un clin d'œil.

Cassez un œuf, ne gardez que le jaune. Dans un bol, mélangez le jaune d'œuf avec 1 c. à soupe d'huile d'olive et 5 gouttes d'HE de lavande vraie ou de lavandin super. Appliquez ce « masque » sur votre visage, en évitant la peau fine du contour des yeux, et laissez agir ¼ d'heure. Rincez abondamment à l'eau tiède et finissez par un rinçage à l'eau fraîche. La mayonnaise a pris, vous voilà défroissée, repulpée ? En route pour de nouvelles aventures !

Peau sèche cuirassée

L'hiver, ce sont le vent et le froid qui parsèment votre visage de dartres rêches ; l'été, le soleil et la déshydratation se conjuguent pour tendre votre peau comme un tambour. Faire un masque hydratant apporte de la souplesse, mais bien souvent, votre épiderme est si sensible qu'il en sort irrité par les parfums de synthèse et autres conservateurs. L'argile blanche, qui entre dans la composition de notre masque maison, est particulièrement recommandée pour les peaux sèches ; son grain très fin n'a rien d'abrasif et agit comme un pansement.

Versez 2 c. à soupe d'argile blanche dans un récipient, ajoutez 2 c. à café d'HV d'amande douce, 2 gouttes d'HE de lavande vraie et 2 gouttes d'HE de géranium rosat ; mélangez bien. Appliquez sur tout le visage et le cou, en évitant la peau fine du contour des yeux, et laissez agir 10 minutes. Rincez soigneusement à l'eau fraîche. Réalisé une fois par semaine, ce masque armera votre peau contre vents et marées.

Pieds secs en papillotes

Avant de dégainer une râpe anticorne, qui risque de faire plus de mal que de bien si vous ne maîtrisez pas l'exercice, testez ce baume nourrissant une fois par semaine pendant 1 mois. Dans un récipient supportant le micro-ondes, mettez 50 g de beurre de cacao et versez 4 gouttes d'HE de lavande vraie, mélangez. Faites fondre 2 minutes au micro-ondes à puissance minimale. Une fois le mélange refroidi, appliquez-le sur les pieds sans faire pénétrer, puis emmaillotez vos petons dans du film alimentaire ou des sacs en plastique et laissez agir 20 minutes.

Pieds surchauffés, fatigués : massage relax

Ils vous accompagnent sans rechigner dans les shoppings les plus fous; se laissent maltraiter par des chaussures trop hautes, trop plates; courent après le bus, piétinent dans les transports en commun… et vous ne trouvez pas le temps de leur accorder un moment de bien-être? Honte sur vous, vos pieds méritent mieux.

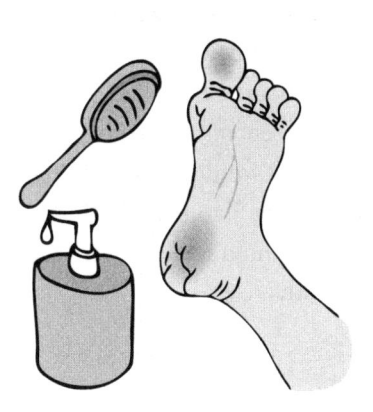

Le soir, avant de les border, massez-les (doucement ou énergiquement, à votre convenance) avec cette huile : 1 c. à soupe d'huile d'olive enrichie de 6 gouttes d'HE de lavandin super.

Encore plus efficace : la recette de l'huile ne change pas, mais trouvez quelqu'un pour vous masser !

RECETTES : LES INDISPENSABLES

Baume à lèvres

Dans une petite casserole, chauffez doucement au bain-marie 2 c. à soupe d'HV de jojoba, 1 c. à soupe de beurre de karité et 1 c. à soupe de cire d'abeille en remuant sans cesse jusqu'à ce que la cire soit fondue. Hors du feu ajoutez 1 c. à café de miel et 5 gouttes d'HE de lavande vraie et fouettez énergiquement. Versez dans un petit pot avec couvercle.

Eau de Cologne

Mélangez 60 gouttes d'HE de lavande vraie, 60 gouttes d'HE de bergamote, 50 gouttes d'HE de citron, 10 gouttes d'HE de cannelle et 20 gouttes d'HE de romarin à cinéole* dans un flacon de 150 ml d'alcool à 75°.

Eau de toilette

Versez 90 gouttes d'HE de lavande, 1 goutte d'HE de romarin à cinéole, 1 goutte d'HE d'oranger, 1 goutte d'HE de géranium rosat dans un flacon de 150 ml d'alcool à 75°.

Lotion tonique florale à la lavande

Excellent geste fraîcheur du matin, cette lotion tonique va débrouiller le teint et bien resserrer les pores. Portez ½ litre d'eau à ébullition, jetez-y une poignée de thym, une poignée de fleurs de lavande séchées et une poignée de romarin. Laissez infuser hors du feu une quinzaine de minutes, puis filtrez les herbes avec une passoire directement dans un flacon (spray, c'est plus pratique). Confectionnez une étiquette pour éloigner les assoiffés et remisez votre tonique

---

* 1 ml = 20 à 35 gouttes selon le laboratoire fournisseur.

au réfrigérateur. Le matin, impossible de ne pas avoir le réflexe tonique en sortant la confiture du frigo !

Savon (recette pour 6 savons Soleilladou)

Râpez grossièrement 500 g de savon base : soit un savon de Marseille digne de ce nom, c'est-à-dire contenant au moins 60 % d'huiles végétales ; soit une base de savon, mieux connue sous le nom anglais de *« melt and pour »* (« faites fondre et versez »). Que vous choisissiez l'un ou l'autre, scrutez la composition sur l'étiquette pour éviter les graisses animales et autres additifs de synthèse.

Versez la base dans un saladier et faites fondre 2 minutes au micro-ondes, puissance minimale, en remuant régulièrement (ou au bain-marie). Pendant ce temps, mélangez dans un petit récipient à part 3 c. à soupe d'HV d'amande douce, 30 gouttes d'HE de lavande vraie et l'équivalent de 40 gouttes de vitamine E (facultative, mais assure une bonne conservation des savons). Versez ce mélange dans le savon base fondu (hors du feu pour ceux qui ont opté pour le bain-marie) et incorporez-le complètement. Répartissez le tout sans attendre dans 6 moules en plastique souples et laissez sécher : de quelques heures à une journée, tout dépend de la température ambiante. Démoulez vos savons Soleilladou, et testez !

Savon liquide pour le corps

Pas de négociation possible avec l'hygiène : un savon doit détruire les bactéries, mousser et, si possible, sentir bon. La recette est simple et efficace : mélangez 100 ml de base lavante, 10 gouttes d'HE de citron et 10 gouttes d'HE de lavande vraie ou de lavandin super. Versez le mélange dans un flacon à pompe non transparent (à l'abri des UV) et agitez énergiquement.

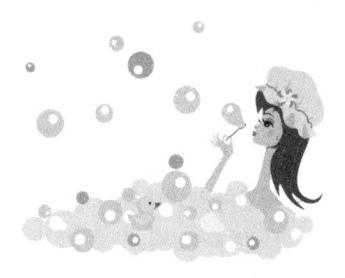

Vinaigre de toilette

Pas de cuisson, juste une macération à froid, ce vinaigre de toilette tout simple à réaliser est une excellente base pour une foule d'usages : vous en découvrirez quelques-uns à la suite de la recette.

Versez dans un bocal avec bouchon 100 g de fleurs de lavande (fraîches ou séchées), puis 1 litre de vinaigre de cidre. Fermez et laissez macérer pendant une dizaine de jours en secouant le bocal de temps en temps. Ajoutez 30 gouttes d'HE de lavande vraie ou de lavandin super, refermez : 24 heures plus tard, c'est prêt. Filtrez le mélange pour le débarrasser des fleurs.

- **Peaux grasses,** à tendance acnéique : diluez 1 volume de vinaigre de toilette dans 8 volumes d'hydrolat de lavande. À l'aide d'une compresse, au gant de toilette, ou tout simplement à la main, appliquez généreusement la lotion sur votre visage.
- **Stress :** vous êtes tendu, agacé, fatigué… faites-vous couler un bain, versez-y 1 verre (25 cl) de vinaigre de toilette, mélangez et plongez-vous dedans.
- **Cheveux en berne ou à pellicules :** terminez votre shampooing par un rinçage qui va redynamiser vos cheveux et assainir votre cuir chevelu. Diluez 1 volume de vinaigre de toilette dans 8 volumes d'eau.

Table des matières

Sommaire..5

Introduction..7

CHAPITRE 1
La lavande dans tous ses états............9

Les fleurs fraîches : un petit coin de Sud au balcon !..9

Les fleurs séchées : l'été toute l'année......11
   C'est moi qui l'ai fait !........................11

L'huile de fleur de lavande : à masser et à manger.......................................13

LA LAVANDE, C'EST MALIN

Huile de massage..................... 13
Huile de table........................... 14

L'huile essentielle de lavande officinale (ou lavande vraie) : polyvalente 16

Sa carte d'identité..................... 17
Ses spécialités santé et beauté.............. 17
Ses spécialités entretien de la maison....... 18
Ses spécialités en cuisine.................... 19
Ses modes d'utilisation..................... 19
Voie orale 19
Voie cutanée 19
Voie respiratoire 20

L'hydrolat de lavande vraie : une eau florale essentielle..................... 20

Sa carte d'identité..................... 21
Ses spécialités santé et beauté.............. 21
Ses spécialités entretien de la maison....... 22
Ses spécialités en cuisine.................... 22
Ses modes d'utilisation..................... 22
Voie orale 22
Voie cutanée 23

L'huile essentielle de lavande aspic : antipiques et antibrûlures 23

Sa carte d'identité..................... 24

Ses spécialités santé et beauté.................. 25
Ses spécialités entretien de la maison....... 26
Ses modes d'utilisation........................... 26
Voie orale 26
Voie cutanée.. 26

**L'huile essentielle de lavandin
(ou lavandin super) : amie des muscles
relax, ennemie n° 1 des poux**............... 27
Sa carte d'identité.................................. 28
Ses spécialités santé et beauté.................. 28
Ses spécialités entretien de la maison....... 29
Ses modes d'utilisation........................... 29
Voie cutanée.. 29
Voie respiratoire..................................... 29

**Conseils pour bien acheter son huile
essentielle de lavande** 30

CHAPITRE 2
La lavande dans la maison............... 33

Adoucissant linge bio et beau............ 33

Araignées chassées 34

Aspirateur fraîcheur 35

Désodorisant chaussures 35

Désodorisant WC.. 36
Dites-le avec des coussins de fleurs.......... 37
Eau de repassage.. 38
Encaustique à la lavande............................. 39
Fourmis déroutées 40
Fuseau de lavande :
en faire un facilement................................. 40
Lessive linge : un bidon fait maison 41
Lingettes sèche-linge à la volée 42
Liquide-vaisselle brillantissime................ 43
Lit, oreillers d'ici et d'ailleurs 44
Matelas défendu.. 44
Meubles en bois protégé............................. 45
Micro-ondes de la garrigue........................ 45
Mites : les tenir à distance 46
Moisi (odeur de) envolé............................... 46
Mouches : chacun chez soi........................ 47
Nettoyant et désinfectant multi-usages.... 48
Parfumer et assainir les pièces à vivre...... 48
    Chambre d'enfant.................................... 48

Table des matières

    Chambre d'adulte 48
    Bureau 49
    Voiture 49
    Cabinets médicaux 49
    Séjour 49
    Cuisine 50

Plantes anti-insectes 50

Pot-pourri : en faire un facilement 51

Poubelle la vie 52

Réfrigérateur frais et dispos 52

Sanitaires irréprochables 53

Tapis et moquettes : le grand ménage 53

Vêtements : bain de vapeur désodorisant 54

Vitres cristallines : la recette 55

CHAPITRE 3
La lavande top chef ! 57

L'huile essentielle 58
    Bien l'acheter 58
    Bien la conserver 58

    Bien la cuisiner 59

La lavande fraîche ou sèche 60

    Bien l'acheter 60

    Bien la conserver 61

    Bien la cuisiner 62

Recettes : à table avec la lavande ! 62

    Beurre de lavande 63

    Huile aromatique de lavande 63

    Sel de lavande 64

    Vinaigrette 64

    Café blanc-bleu 64

    Miel parfumé 65

    Crèmes brûlées à la lavande 65

    Glace à la lavande 66

    Sirop de lavande 68

    Sucre parfumé 68

CHAPITRE 4
En bonne santé grâce à la lavande (par Danièle Festy) 69

Abcès buccal 69

Abcès cutané 71

Table des matières

Acné	72
Aérophagie	74
Allaitement (crevasses au sein)	75
Ampoule ou cloque	76
Angoisse, anxiété	77
Aphonie (perte de voix)	79
Aphte	80
Asthme	81
Blessure	82
Bleu	83
Bronchite	84
Brûlure	86
Cicatrices	87
Constipation	88
Contracture musculaire	89
Coqueluche	90
Coup de chaud	92
Coup de froid	93
Coup de soleil	94
Coupure	96

Crampe	97
Crevasse	98
Crise de nerfs	98
Démangeaisons, prurit	99
Démangeaisons vaginales (hors mycoses)	100
Déprime, dépression, baby blues, mummy blues	101
Diarrhées	103
Douleurs dentaires	104
Eczéma (sec/suintant)	104
Érythème fessier (poudre fesses bébé confort)	106
Escarres	107
Excitation	108
Fatigue, lassitude	109
Furoncle	110
Gingivite	111
Grippe	112
Hémorroïdes	113

Table des matières

Herpès...114

Hypertension......................................115

Insomnie..118

Jambes lourdes..................................120

Mal de tête..121

Mauvaise haleine................................122

Morsures (chien, serpent...).................123

Mycose cutanée..................................124

Mycose des pieds (pied d'athlète).........125

Nausées (femme enceinte)...................126

Névralgie...128

Otite aiguë...129

Palpitations..130

Panaris..131

Pertes blanches (femme).....................132

Piercing...133

Piqûre d'aoûtat..................................134

Piqûre d'araignée...............................135

Piqûre de guêpe, frelon, abeille...........136

Piqûre de moustique..........................137

Plaie 139

Poussée dentaire 140

Poux 140

Rhumatismes (douleurs articulaires) 142

Rhume 143

Spasmes digestifs 144

Spasmes musculaires 146

Tendinite 146

Toux sèche 147

Ulcère à la jambe 148

Urticaire 149

Varicelle 150

Vergetures 152

Vertiges, étourdissements 153

Zona 154

CHAPITRE 5
Lavande maligne pour beauté fatale et massages bien-être 157

Après-soleil coupe-feu 158

Table des matières

Bains 158
   Peau de pêche 158
   Ressourçant 159
   Tisane de bain cocoon 160
   Relax au miel 160
   Fatigue de la journée : bain zen ... 161
   Sels de bain rose-lavande 162

Cheveux 162
   Cassants 162
   Ternes 164
   À pellicules 165
   Gras 166
   Secs 167

**Détox : jetez les toxines
avec l'eau du bain** 168

Épilation : baume apaisant 169

Gel-douche nature 170

Gommage visage gourmand 170

Gommage corps seconde peau ... 172

Huile anti-âge pour le corps 172

Lait démaquillant tendre 173

Lotion coiffante refresh 174

Mains protégées 175

Massage décolleté raffermissant 176

Massage sommeil 176

Ongles réincarnés 177

Peau de crocodile : à l'eau! 178

Peau fatiguée réveillée en douceur 178

Peau grasse : soin complet 179

Peau relâchée revitalisée 180

Peau sèche cuirassée 181

Pieds secs en papillotes 182

Pieds surchauffés, fatigués :
massage relax 183

Recettes : les indispensables 184

    Baume à lèvres 184

    Eau de Cologne 185

    Eau de toilette 185

    Lotion tonique florale à la lavande 185

    Savon (recette pour 6 savons
    Soleilladou) 186

    Savon liquide pour le corps 187

    Vinaigre de toilette 188

www.danielefesty.com
et sur Facebook (page «huiles essentielles»)
ou encore sur Scoop it :
www.scoop.it/t/huiles-essentielles-by-daniele-festy

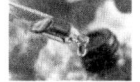

Retrouvez Danièle Festy sur son blog, il s'y passe tous les jours quelque chose !

- Posez toutes vos questions sur les huiles essentielles et leurs applications, mais aussi les probiotiques, les plantes.
- Visionnez en libre-service (gratuit), une foule de vidéos, par exemple pour faire le point sur les huiles essentielles amies de la grossesse, de l'allaitement, celles qui conviennent ou non aux enfants... Et aussi des zooms sur certaines huiles essentielles, leurs vertus, quand, comment et pourquoi les utiliser...
- Prenez rendez-vous avec Danièle Festy pour des conseils personnalisés et individuels.
- Inscrivez-vous à des formations en aromathérapie. « Affections saisonnières », « Troubles de l'humeur », « Beauté aroma »... que vous soyez débutant ou expert, les thèmes abordés concernent toute la famille. Pour apprendre à utiliser les huiles essentielles au quotidien sans risque et TRÈS efficacement !
- Un sujet spécifique vous tient à cœur ? Faites-en part à Danièle Festy toujours via son blog : dès qu'un groupe se rassemble autour d'un thème, ½ journée d'information peut être envisagée.
- Des recettes de cuisine aux huiles essentielles, aux probiotiques... gorgées de vertus santé ! Cookies au choco sans gluten, yaourts maison à la badiane... Avec des photos, bien sûr.

Dans la même collection, aux éditions Leduc.s

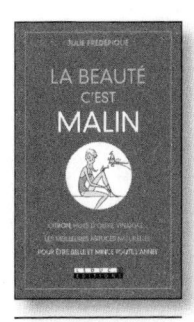

Julie Frédérique
978-2-84899-517-5

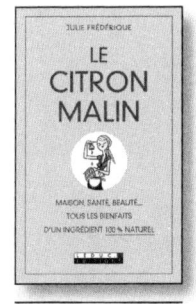

Julie Frédérique
978-2-84899-332-4

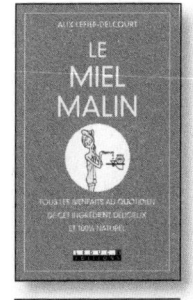

Alix Lefief-Delcourt
978-2-84899-384-3

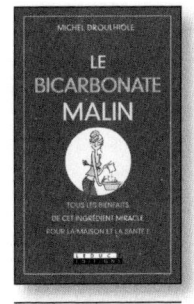

Michel Droulhiole
978-2-84899-354-6

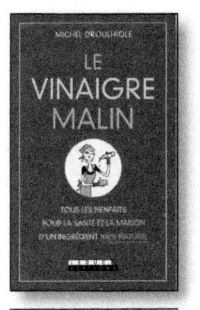

Michel Droulhiole
978-2-84899-291-4

DÉCOUVREZ AUSSI,
AUX ÉDITIONS LEDUC.S

Le guide de référence de l'aromathérapie
pour un bien-être 100 % naturel

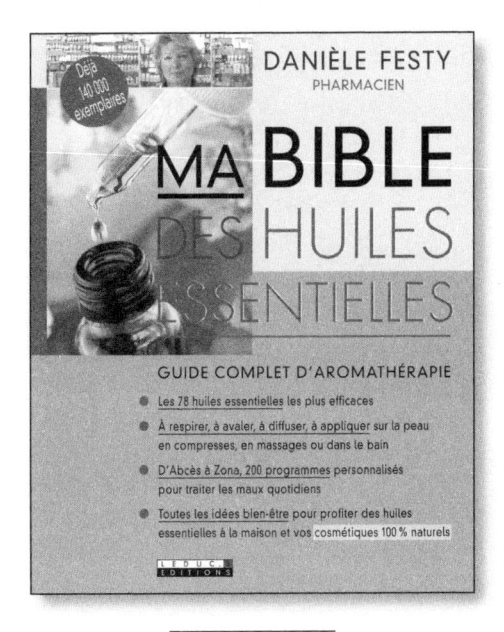

Danièle Festy
978-2-84899-242-6

Vous voudriez recevoir notre catalogue par la Poste ? On vous l'enverra avec grand plaisir. Il vous suffit de photocopier, recopier ou découper ce formulaire et nous le retourner complété à :

Éditions Leduc.s, 17 rue du Regard, 75006 Paris

NOM : ....
PRÉNOM : ....
ADRESSE : ....
....
CODE POSTAL : ....
VILLE : .... PAYS : ....

Si vous souhaitez être tenu au courant de nos publications et de l'actualité de nos auteurs, et/ou recevoir notre catalogue au format PDF, complétez les champs ci-dessous :

E-MAIL : .... @ ....

Nous souhaiterions mieux vous connaître :

Quelle est votre ANNÉE DE NAISSANCE : ....
et votre PROFESSION : ....

Magasin dans lequel vous avez acheté *La lavande, c'est malin* :
....

Nous sommes à votre écoute : faites-nous part de toutes vos suggestions et votre avis sur le livre que vous venez de lire :

....
....
....
....

À .... LE ....

MERCI ET À BIENTÔT !

Vous pouvez aussi répondre au formulaire disponible sur Internet : **www.editionsleduc.com** ou prendre contact avec notre service client à **info@editionsleduc.com**.

Achevé d'imprimer en Espagne par
Black Print CPI Ibérica S.L.
Sant Andreu de la Barca (08740)
Dépôt légal : mai 2012